Vallendarer Schriften der Pflegewissenschaft

Band 12

Reihe herausgegeben von

Hermann Brandenburg, Vallendar, Deutschland

Sabine Ursula Nover, Vallendar, Deutschland

Fragen der Pflege sind immer auch Fragen danach, wie eine Gesellschaft mit Leben, Krankheit, Alter und Tod umgeht, wie aktuelle gesellschaftliche und politische Debatten zeigen. Pflegewissenschaft hat zum einen zur Aufgabe, die aus ihrer Perspektive bedeutsamen Themen in diese Diskurse einzubringen und auf der anderen Seite deren wissenschaftliche Bearbeitung durch Theorie- und Methodenentwicklung voranzutreiben. Die von ihr generierten wissenschaftlichen Ergebnisse sollen somit auch die (fach-)politischen und gesellschaftlichen Diskussionen befördern.

Die Pflegewissenschaft in Vallendar greift diese Herausforderungen auf und weist neben der Grundlagenforschung auch einen bedeutenden Anwendungsbezug aus; in allen Themenfeldern geht es daher immer auch um Fragen von Implementierung innovativer Konzepte, Dissemination neuer Erkenntnisse und nicht zuletzt auch kritischer Folgeabschätzung von Innovationen.

Diese Entwicklung wird durch die Reihe „Vallendarer Schriften der Pflegewissenschaft" der Pflegewissenschaftlichen Fakultät der Philosophisch-Theologischen Hochschule Vallendar (PTHV) abgebildet.

Kontakt:
Univ.-Prof. Dr. Hermann Brandenburg, hbrandenburg@pthv.de
Jun.-Prof. Dr. Sabine Ursula Nover, snover@pthv.de

Sabine Ursula Nover
(Hrsg.)

Theoriegeleitete Forschungswege in der Pflegewissenschaft 2

Die Rolle des Designs

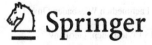
Springer

Hrsg.
Sabine Ursula Nover
Vinzenz Pallotti University
Vallendar, Rheinland-Pfalz, Deutschland

ISSN 2699-5689   ISSN 2946-0727   (electronic)
Vallendarer Schriften der Pflegewissenschaft
ISBN 978-3-658-39381-6   ISBN 978-3-658-39382-3   (eBook)
https://doi.org/10.1007/978-3-658-39382-3

Die Deutsche Nationalbibliothek verzeichnet diese Publikation in der Deutschen Nationalbiblio-
grafie; detaillierte bibliografische Daten sind im Internet über http://dnb.d-nb.de abrufbar.

Planung/Lektorat: Renate Scheddin
Springer ist ein Imprint der eingetragenen Gesellschaft Springer Fachmedien Wiesbaden GmbH
und ist ein Teil von Springer Nature.
Die Anschrift der Gesellschaft ist: Abraham-Lincoln-Str. 46, 65189 Wiesbaden, Germany

Intro

. Den Texten dieses Bandes liegen Vorträge und gemeinsames Arbeiten in Workshops zugrunde, die an der Philosophisch-Theologischen Hochschule Vallendar 2019, 2020 und 2022 an in der Regel zwei Tagen durchgeführt wurden. Das verbindende Thema war die Wahl des geeigneten Designs für die interessierende Forschungsfrage.

Die Frage, die sich stellt, wenn man über das Forschungsdesign nachdenkt, ist immer auch die Frage nach der Gegenstandsangemessenheit. Sie bezieht sich auf epistemologische Annahmen und zeigt die Qualität ihrer Umsetzung darin, wie gut es gelingt, das Design den Anforderungen der Forschungsfrage und der Beschaffenheit des Forschungsfeldes mit allen dort herrschenden Bedingungen anzupassen.

Die Autorinnen und Autoren dieses Buches haben die Antwort auf diese Frage zum Teil mit der Entwicklung neuer Methoden für neue Herausforderungen in Pflege und Pflegewissenschaft beantwortet, zum Teil mit der Anwendung ‚klassischer' Forschungsdesigns, wie der Grounded Theory, der Hermeneutischen Wissenssoziologie oder der Metaphernanalyse. Für den Einsatz der Methode ist das Kriterium der Gegenstandsangemessenheit erfüllt, wenn sie methodologisch und forschungspraktisch präzise verwendet werden. Wie das funktionieren kann, wird in diesem Buch anhand von fünf sehr unterschiedlichen Antworten auf fünf sehr unterschiedliche Fragen gezeigt.

Nicht zuletzt legen alle Artikel Zeugnis dafür ab, dass es darum geht, sich einzulassen auf den Gegenstand und qualitative Forschung als Prozess zu begreifen.

Vorweg beschreibt Sabine Ursula Nover die Bedeutung von *Gegenstandsangemessenheit* für das Forschungsdesign, indem sie deren theoretische und methodologische Implikationen aufzeigt, und ein Plädoyer für offenes, reflexives Arbeiten unter Beachtung der wechselseitigen Bedingtheit von Gegenstand und Methode hält.

Welche gravierenden Auswirkungen die Wahl der Auswertungsmethode auf erzielbare Erkenntnisse hat, legt Jo Reichertz an einem Beispiel aus seiner Forschungspraxis dar. In *„Von der Paraphrase zur Interpretation. Beispielhafte Analyse eines Interviewausschnitts"* zeigt er auf was geschieht, je nachdem, ob Forschende inhaltsanalytisch oder hermeneutisch auf einen Text sehen, und streicht dabei die Bedeutung von Theorien und Perspektive für die erzielbaren Erkenntnisse heraus.

Michael Jonas eröffnet den Lesenden anhand von vier Forschungsbeispielen *„Ausgewählte methodologische und methodische Implikationen in der qualitativen Forschung"*, und dokumentiert, wie methodologisch geleitete fokussierte Einsichten in die Analyse empirischer Phänomene gelingen können. Sein Material hat er mit der Hermeneutischen Wissenssoziologie, der Grounded Theory basierten Typologieentwicklung und der Praxeologie / Praxeografie bearbeitet; die Unterschiede in Vorgehen und Erkenntnis arbeitete er in diesem Artikel heraus.

Einen zentralen Aspekt für die Güte qualitativer Forschung bildet *„Die Rolle der Forschenden im Erkenntnisprozess"*. Wie ihre Subjektivität methodologisch gelenkt und in das Studiendesign einbezogen werden kann und wie das mit der Güte qualitativer Forschung zusammenhängt, zeigt Anike Krämer in ihrem Artikel. Sie legt dabei das Konzept des ‚Denkstils' von Ludwik Fleck zugrunde und entwickelt daraus Konsequenzen für die gesellschaftswissenschaftliche Forschung.

Eine neue Methode für neue Herausforderungen beim *„Forschen in interdisziplinären Projekten im Spannungsfeld „Pflege und Technik"* stellt Ulrike Lindwedel mit dem „Wall Walk" vor. Diese innovative Herangehensweise zu entwickeln war notwendig geworden, als sie feststellte, dass für die gelingende Kommunikation und das wechselseitige Verstehen zwischen den Beteiligten disziplinäre Denk- und Sprachgewohnheiten überwunden werden mussten.

Julia Schröder erläutert das Vorgehen in der „Systematischen *Methaphernanalyse"* und zeigt an einem Beispiel aus ihrer Forschungspraxis deren erklärendes Potenzial auf. Dabei stellt sie explizit immer wieder die Bezüge zur Theoriebasis und der daraus folgenden Methodologie zum Forschungsdesign her und nimmt die Lesenden auf die interpretative Reise mit.

Den Abschluss bildet, wie auch im ersten Band[1] ein Artikel zur alle Methoden tangierenden Frage der Vermittelbarkeit und Vermittlung. Wie kann es gelingen,

---

[1] Sabine Ursula Nover (Hrsg.) (2020): Theoriegeleitete Forschungswege in der Pflegewissenschaft: Methodologie und Forschungspraxis bei Praxeologie, Hermeneutik und Ethnographie. Reihe: Vallendarer Schriften der Pflegewissenschaft, Bd. 4

dass der Funke der Begeisterung für die interpretative Auseinandersetzung mit dem Material überspringt? Was passieren kann, wenn man sich daran versucht, qualitative Forschungsmethoden zu vermitteln, schildert Lola Maria Amekor in ihrem Beitrag am Beispiel der Methaphernanalyse: *„Die Metaphernanalyse im Didaktischen Feld. Methoden lehren, Methoden verstehen, mit Methoden umgehen lernen".*

Sabine Ursula Nover

Inhaltsverzeichnis

Herausgeber- und Autorenverzeichnis

Über die Herausgeberin

Sabine Ursula Nover, Prof. Dr., Lehrstuhl für Methodologie und Qualitative Methoden in der Pflege- und Gesundheitsforschung, Vinzenz Pallotti University Vallendar, vormals Philosophisch-Theologische Hochschule Vallendar (PTHV).

Forschungsschwerpunkte: Methodologie visueller Forschungsmethoden, methodische Zugänge zu vulnerablen Personen, Rekonstruktive Auswertungsverfahren.

sabine.nover@vpu.de

Autorenverzeichnis

Lola Maria Amekor MScN Christian-Albrechts-Universität, Kiel, Deutschland

Michael Jonas PD Dr. Europa-Universität Viadrina, Frankfurt/Oder, Deutschland

Anike Krämer Dr. Institut für Geschlechterstudien, Universität Paderborn, Paderborn, Deutschland

Ulrike Lindwedel Dr. Gesundheit, Sicherheit, Gesellschaft, Hochschule Furtwangen, Furtwangen, Deutschland

Sabine Ursula Nover Prof. Dr. Fakultät für Pflegewissenschaft, Vinzenz Pallotti University, Vallendar, Deutschland

Jo Reichertz Univ.-Prof.em. Dr. Kommunikationskultur, Kulturwissenschaftliches Institut, Essen, Deutschland

Julia Schröder PD Dr. Institut SOP, Universität Hildesheim, Hildesheim, Deutschland

Im Fokus: Gegenstandsangemessenheit

Sabine Ursula Nover

Darüber, was qualitative Sozialforschung sei, wurde und wird in der Literatur gestritten. Auch über ihre Qualität wird diskutiert[1]. Worüber auch immer man sich im Hinblick auf die Qualität einer qualitativen Sozialforschung streiten mag – an einem Punkt kommt man nicht vorbei: der Frage nach der Gegenstandsangemessenheit der einzelnen Schritte im Forschungsprozess. Nur dann, wenn Methode(n), theoretische Konzepte und Gegenstand zusammenpassen, lässt sich erwarten, dass die Forschung auch angemessen auf die Fragen antworten kann, die man gestellt hat, und dem Material gerecht wird, das man vorliegen hat. Das gilt selbstverständlich auch für die Qualitative Pflegeforschung, die ich im hier diskutierten Zusammenhang als Teil der Qualitativen Sozialforschung begreife.

---

[1] zur Diskussion um Konjunkturen, Distinktionen und Qualität vgl. beispielhaft Reichertz (2014) und (2016), Hitzler (2016), Flick (2016) und (2005).

Für wichtige Impulse und Denkanstöße danke ich Birgit Panke-Kochinke und Michael Jonas.

S. U. Nover (✉)
Fakultät für Pflegewissenschaft, Vinzenz Pallotti University, Vallendar, Deutschland
E-Mail: sabine.nover@vp-uni.de

S. U. Nover (Hrsg.), *Theoriegeleitete Forschungswege in der Pflegewissenschaft 2*, Vallendarer Schriften der Pflegewissenschaft 12,
https://doi.org/10.1007/978-3-658-39382-3_1

1

Was es so schwierig macht, den Begriff der Gegenstandsangemessenheit zu definieren, ist ihre zentrale Eigenschaft der unbedingten Fallbezogenheit[2]. Eigentlich kann man die Frage danach, was Gegenstandsangemessenheit denn nun sei, auch mit ‚kommt drauf an' beantworten. Das ist aber nicht wirklich befriedigend. Ich will im Folgenden versuchen, einer solchen Begriffsbestimmung näher zu kommen. Dazu ist zunächst der Rahmen abzustecken, in dem das Thema der Gegenstandsangemessenheit diskutiert werden soll – sonst bleibt man beim ‚kommt drauf an' stehen.

Ich bewege mich im Feld der qualitativen, insbesondere der interpretativen oder rekonstruktiven Sozialforschung, die man – sehr grob – wie folgt skizzieren kann: Als Minimalkonsens interpretativer Forschung ist zu nennen, dass sie Sinn[3] rekonstruiert und sich auf das interpretative Paradigma (Keller 2012)[4] stützt, wobei sie empirisch arbeitet und Theorien aus der Interpretation von Daten gewinnt oder weiterentwickelt; hinsichtlich der dabei eingesetzten Methoden gilt meines Erachtens als Mindeststandard, dass sie „das eigene methodische Vorgehen mit einer Theorie zum Gegenstand…zu untermauern" versuchen (Reichertz, 2007:197). Die zentralen methodologischen Forderungen daraus sind, das Reflektieren über eigene Grundlagen systematisch einzubauen, theoriegeleitet zu arbeiten sowie die Theorien zum Untersuchungsfeld und zu den eingesetzten Methoden zu reflektieren und zu explizieren. Darin eingeschlossen, aber aufgrund ihrer Bedeutung noch einmal ausdrücklich genannt, sind regelhafte ethische Reflexionen.

Hier kommt die Gegenstandsangemessenheit dessen, was ich im Forschungsprozess tue (und lasse!), ins Spiel. Das was mich interessiert, der Gegenstand, mit dem ich mich befassen möchte, wird erhoben an empirischen Objekten, die nach allgemeinem Sprachgebrauch in der Regel Subjekte sind. In der interpretativen Sozialforschung besteht der Grundkonsens, dass diese Subjekte ihrerseits ihren Alltag interpretieren und auf dieser Basis handeln. Das erzwingt ein „interaktives

---

[2] Zur Bedeutung der Fallarbeit s. beispielhaft Rosenthal (2016).

[3] vgl. beispielhaft Hitzler (2002), Hitzler und Honer (1997), Rosenthal (2015).

[4] „Während nach Wilson die VertreterInnen des normativen Paradigmas den Menschen eher als einen auf ein gemeinsames Symbolsystem reagierenden Organismus begreifen, wird der Mensch im interpretativen Paradigma als ein handelnder und erkennender Organismus verstanden. Er steht der Welt nicht gegenüber und reagiert auf sie, sondern das Individuum erzeugt vielmehr in Interaktionen mit anderen die soziale Wirklichkeit. Bedeutungen bilden sich somit sequenziell in interaktiven Prozessen heraus und verändern sich fortlaufend" (Rosenthal 2015: 15).

oder kommunikatives Verhältnis zu ihrem [der Sozialforschung d. A.] Gegenstand" (Lindemann u. a., 2018: 206 f.) und es birgt die Chance, diese Interpretationen erster Ordnung zu rekonstruieren.

Doch was ist Gegenstandsangemessenheit? Dazu ist zu klären, was in diesem Zusammenhang unter Gegenstand und was unter Angemessenheit zu verstehen ist. Ich will das an Überlegungen zum Gegenstand (1), an den Gütekriterien, die gelten sollen (2), an den Erhebungs- und Auswertungsmethoden (3) und an der Interpretation der Daten (4) verdeutlichen.

1 Der Gegenstand

Will ich mich dem mich interessierenden Thema wissenschaftlich nähern, muss ich überlegen, was genau ich eigentlich wissen will, das heißt, den Forschungsgegenstand definieren und mein mehr oder weniger vages Interesse in einer sinnvoll bearbeitbaren Forschungsfrage präzisieren. Erst dann kann ich die notwendigen weiteren Fragen nach theoretischer Fundierung und (empirischer) Bearbeitung angehen. Gegenstandsangemessen ist dann, was die Verbindung zwischen Forschungsfrage und den Eigenschaften des interessierenden Gegenstands herstellen kann (Stefer, 2013: 61 ff.)

Cornelia Helfferich unterscheidet drei Ebenen, die im Vorfeld von Forschungsvorhaben zu klären sind:

> „(1) die Unterscheidung von Forschungsinteresse, Forschungsfrage und Forschungsgegenstand [...].
> (2) die Entscheidung, in welche existierende Theorie- und Forschungstradition der eigene Forschungsgegenstand eingeordnet werden soll,
> (3) die Klärung des Vorwissens und eines (zusätzlichen) Interesses an dem informativen Gehalt von Texten." (Helfferich, 2011: 27).

Die Frage danach, was denn nun dieser Gegenstand sei, führt zu einer weiteren grundlegenden Annahme: Erst durch die Definition der Forschenden wird dieser Gegenstand konstruiert.

Um das plastischer zu machen: Wenn ich mich dafür interessiere, wie im Akutkrankenhaus der Umgang Pflegender mit Patient*innen mit demenzieller Grunderkrankung aussieht, ist der Gegenstand meines Interesses die Handlungsweise der Pflegenden. Erheben kann ich die Daten an den Pflegepersonen, indem ich z. B. mit ihnen spreche und/oder sie bei der Krankenpflege beobachte.

Die Frage nach der Gegenstandsangemessenheit ist – folgerichtig – zunächst einmal die Frage danach, was denn eigentlich der Gegenstand ist – so banal dies klingen mag, so wichtig ist es. So konstatiert etwa Dieter Münch: „Wer sich auf Gegenstandsangemessenheit berufen will, muß jedoch sagen, wie der betreffende Gegenstand beschaffen ist, und er muß bereit sein, seine Aussagen hierzu zu begründen." (Münch, 2002:45) Im obigen Beispiel wäre das also die Handlungspraxis der Pflegenden.

Dabei gilt es sich klar zu machen, dass dieser Forschungsgegenstand erst durch die Definition und die zugehörigen Annahmen konstruiert wird. Unter ‚Annahmen' ist hier keine Hypothesenbildung im Vorfeld zu verstehen, sondern die Offenlegung der theoretischen und ggf. der empirisch bereits erfolgten Rahmung. Jörg Strübing et al. mahnen zur Vorsicht bei zu starken theoretischen Vorannahmen oder der Benutzung von in anderen Zusammenhängen konstruierten Begriffen; der Eigensinn des Gegenstandes ist fragil (Strübing et al., 2018: 87) und schwer zu finden.

Entsprechendes gilt für die Spezifik qualitativer Pflegeforschung: Sie „manifestiert sich […d. A.] in der Spezifik ihres Gegenstandes und damit der an diesen Gegenstand angepassten Auswahl und Modifikation von methodischen Zugängen" (Nover & Panke-Kochinke, 2021:49). Unter Beachtung ethischer Grundsätze werden so etwa Pflegephänomene rekonstruiert und interpretiert. Somit „leistet eine qualitative Pflegeforschung […d. A.] einen ethisch begründeten Beitrag zu einem konkreten Entscheidungsprozess, der sich in pflegerischen Handlungssituationen ergibt" (ebenda:55).

Die Frage, die sich stellt, wenn man über das Forschungsdesign nachdenkt, ist immer auch die Frage nach der Gegenstandsangemessenheit. Anders als zum Beispiel intersubjektive Nachvollziehbarkeit, Transparenz, empirische Sättigung, theoretische Durchdringung, Logik der Entdeckung oder der Begründungslogik ist die Gegenstandsangemessenheit nicht ein Gütekriterium unter anderen der qualitativen Forschung, sondern ihr Grundprinzip[5]. Das macht sie meines Erachtens nach zu einem den Gütekriterien übergeordneten zentralen Kennzeichen qualitativer Sozialforschung, „die Passung von Forschungsgegenstand und methodischem Vorgehen [ist d. A.] die zentrale Grundlage ergiebiger qualitativer Forschung" (Helfferich, 2011:26). Das gilt auf einer theoretischen, einer methodologischen und einer methodischen Ebene. Das gilt für den Beginn eines Forschungsprozesses, seine Durchführung und seine Reflexion.

---

[5]Weitere Prinzipien – im Unterschied zu Gütekriterien – sind etwa Offenheit, Kommunikation, Prozesshaftigkeit und Reflexivität (beispielhaft Flick 2018; Reichertz 2007; Rosenthal 2015).

Die Gegenstandsangemessenheit bezieht sich auf epistemologische Annahmen, „erkenntnistheoretische Überlegungen zum Verhältnis von Gegenstandsstruktur und wissenschaftlicher Forschungsmethodik" (Breuer & Reichertz, 2001: [17]), wobei es um die „adäquate „Passung" von Gegenstandsstruktur und Forschungsmethodik" (ebenda) geht. Mir gefällt in diesem Zusammenhang der Begriff „Gegenstandsstruktur" gut, weil er deutlich macht, dass es die Eigenschaften des ausgewählten Gegenstandes sind, die als ultimative Kriterien dafür dienen, ob die von mir gewählte Herangehensweise angemessen ist oder nicht. Damit wird die unbedingte Abhängigkeit des zweiten Aspektes vom ersten unterstrichen.

2   Güte

Qualitative, insbesondere die interpretative Forschung verläuft nicht linear, alle Elemente müssen aufeinander abgestimmt und im Forschungsverlauf modifizierbar sein. Daher stellt sich die Frage der Gegenstandsangemessenheit für alle Elemente eines qualitativ angelegten Forschungsprozesses: für die zugrunde gelegte(n) Theorie(n), die Methodologie, die Erhebungs- und Auswertungsmethoden sowie dem Zusammenhang zwischen diesen Faktoren. Dieses Zusammenwirken entspricht dem methodologisch begründeten Prinzip der Zirkularität, wie es bspw. von der Grounded Theory Methodologie vorgeschlagen wird (Glaser & Strauss, 1967).

Bei der Beantwortung der Frage nach der Gegenstandsangemessenheit in einem qualitativ angelegten Forschungsprozess geht es, anders als bei der Validität[6] in der quantitativen Forschung, nicht um die Gültigkeit eines Messergebnisses (Strübing, 2018:21), sondern darum wie gut es gelingt, das Design den Anforderungen der Forschungsfrage und der Beschaffenheit des Forschungsfeldes mit allen dort herrschenden Bedingungen anzupassen. Die Auswahl der Methode wird vom Gegenstand abhängig gemacht; der Begriff bringt die Logik qualitativer Forschung auf den Punkt. Nicht die Daten sind den Theorien anzupassen, sondern die Theorien den Daten (Brüsemeister, 2008:28). Strübing et al. haben das mit „Rigorosität" (2018:86) bezeichnet.

---

[6] Im Unterschied zur Validierung, die eingesetzt wird, um „die Aussagekraft und Gültigkeit einer Studie zu erhöhen, und weniger darum, die Gültigkeit zu prüfen" (Flick 2018: 192).

Damit sind bei ihnen vier Aspekte verbunden:

1. multiple Passungsverhältnisse, damit ist gemeint, dass Theorie, Fragestellung, empirischem Fall, Methode und Datentypen so aufeinander abgestimmt werden müssen, dass dadurch der Untersuchungsgegenstand konstituiert wird,
2. eine fortgesetzte Justierung, also die kontinuierliche Herausforderung des Anpassens und Einstellens, nicht zuletzt der Fragestellung. „Schon Robert Merton (1959: 31) befand, es sei schwieriger, die richtigen Fragen zu finden, als sie zu beantworten" (Strübing et al., 2018: 87) Gleiches gilt für die eingesetzten Erhebungs- und Auswertungsmethoden, die so beschaffen und so einsetzbar sein müssen, dass laufend Annäherungsschritte möglich sind. Die Forschenden müssen in der Lage sein, diese Notwendigkeiten zu sehen und methodologisch wie methodisch angemessene Modifikationen umzusetzen. Methodologisch findet diese Forderung ihre Begründung in der Reflexivität qualitativer Forschung;
3. ein reduzierter Methodenbegriff, was die forschungspraktische Konsequenz nach sich sieht, nur Methoden einzusetzen, die als „ein untrennbarer Bestandteil des Phänomens, auf dessen Erkundung sie gerichtet sind" (ebenda: 87) vorliegen. Methodologisch bedeutet das, ohne Normierungen und ‚Gebrauchsanweisung‘ auskommen zu müssen. Für diejenigen, die solche Methoden anwenden und erlernen möchten, helfen nicht starre Regeln; stattdessen sollten die Forschungserfahrungen anderer und das Arbeiten in Teams[7] als Informations-, Schulungs- und Hilfequellen zur Verfügung stehen. Das bedeutet aber auch genau *nicht:* Alles geht.
4. Ein starker Empiriebegriff, der je nach Design verlangt, „maximal zum Erleben eines sinnstiftenden Subjektes hin geöffnet (das Ethos der Narrationsforschung), minutiös in Echtzeit aufgezeichnet (das Ethos der Interaktionsforschung) oder durch eigene, sich dem Feld aussetzende Teilnahme an Praxis selbst miterlebt (das Ethos der Ethnographie)" (ebenda: 87) zu werden.

In diesem Zusammenhang muss auch von Gütekriterien die Rede sein, und zwar nicht nur, weil Gegenstandsangemessenheit durchaus von einigen Autor*innen dazu gezählt wird (wie den gerade zitierten Strübing et al.), sondern auch, weil sie mithilfe von Kriterien selbst abprüfbar ist[8]. Die Qualität in dem geschilderten

---

[7] vgl. hier beispielhaft Reichertz 2013 zur Bedeutung des Interpretierens in Gruppen oder eine Zusammenstellung unterschiedlichster Erfahrungen mit der Anwendung heterogener Methoden im Forschungsprozess bei Nover und Panke-Kochinke (2021).

[8] Da Gütekriterien ein so zentraler Aspekt im Zusammengang der Diskussion um Gegenstandsangemessenheit sind, werden sie in einem eigenen Kapitel behandelt und nicht unter Methodologie subsummiert, obschon sie der Methodologie zuzuordnen sind.

Prozess zu sichern ist die Aufgabe von Gütekriterien, die etwa Lisa Janotta und Jürgen Raab als zentral konstatieren. Demnach habe die qualitative Forschungspraxis eine „Generalaufgabe, nämlich die methodisch kontrollierte Rekonstruktion aller in Daten repräsentierten Erscheinungsformen von sozialer Wirklichkeit, sowie zur Behandlung des mit dieser Aufgabe aufgeworfenen Problems der Gegenstandsangemessenheit ihrer empirischen Verfahren, eigene Überlegungen zur Erarbeitung von Gütekriterien anzustrengen" (Janotta & Raab, 2019: 230). In diesem Sinne argumentieren auch Ralf Bohnsack und Heinz-Hermann Krüger, die fordern, dass die Qualitätsstandards „aus der Forschungspraxis heraus, d. h. auf dem Wege der Rekonstruktion dieser Praxis, entwickelt" (Bohnsack & Krüger, 2005: 185) werden. Auch Thomas Brüsemeister fordert, die Kriterien, die der Bewertung zugrunde gelegt werden, mindestens teilweise aus dem Gegenstand heraus zu entwickeln. Das wird etwa beim Theoretical Sampling so umgesetzt.

Uwe Flick ergänzt dies um den Aspekt der Legitimation, indem er zwei Funktionen von Gütekriterien beschreibt: wissenschaftsintern zur Bewertung der Erkenntnisleistung bestimmter Teildisziplinen bzw. -bereiche, wissenschaftsextern als Legitimation von Erkenntnissen und Vorgehensweisen (Flick, 2018).

Wie finde ich heraus, ob die gewählte Methode passgenau ist? Was zeigt mir, ob eine Interpretation dem Sinngehalt des Ausgangstextes adäquat und so gelungen ist, dass sie (das richtige) Licht auf meine Frage wirft? Gütekriterien sollen dabei helfen, die Erkenntnisleistung qualitativer Forschung zu bewerten (Flick, 2018:183). Angesichts der außerordentlichen Heterogenität von Methoden, die irgendwie dem Spektrum ‚qualitativ' zugerechnet werden, scheint eine Festlegung auf allgemeingültige Kriterien ein unmögliches Unterfangen zu sein. Welchen Sinn kann es haben, an Studien teilnehmender Beobachtung dieselben Kriterien anzulegen wie an autoethnographische, an inhaltsanalytische Verfahren dieselben wie an rekonstruierende? Methodologisch stehen vielfältige, immer andere Aspekte ‚guter Forschung' betonende Kriterienkataloge zur Verfügung, die Diskussion darüber wird intensiv geführt. In der Literatur finden sich dazu Kataloge für allgemeingültige Kriterien (etwa bei Flick, 2018; Mayring, 2016; Steinke, 2000; Strübing et al., 2018), solche, in denen nach Geltungsbereichen (Breuer & Reichertz, 2001; Jansen, 2019) bzw. Geltungsbegründung (Bohnsack & Krüger, 2005; Flick, 2005) unterschieden wird, und solche, in denen stärker eine zugrunde liegende Haltung der Forschenden, oder die Güte der Vermittlung der Erkenntnisse als zielführend angesehen wird (Eisewicht & Grenz, 2018). Unter anderem Pia Haas-Unmüßig und Cordula Schmidt unterscheiden zwischen Ansätzen, die sich an den Gütekriterien quantitativer Forschung orientieren und denen, die nach eigenständigen Kriterien suchen (Haas-Unmüßig & Schmidt, 2010).

Aber auch hier kann kein 'anything goes' gelten; ein geeignetes Kriterium für die Auswahl der anzulegenden Gütekriterien scheint mir die Antwort auf die Frage zu sein, wie die Passung des vorliegenden Forschungsdesigns und des in der Forschungsfrage versprochenen Erkenntnisgewinns ist – mithin auch das eine Frage der Gegenstandsangemessenheit, diesmal der von Bewertung und Anlage der zur Diskussion stehenden Studie. Dabei halte ich die Einhaltung der oben genannten Grundprinzipien für unerlässlich. Um das nicht in eine Tautologie im Sinne von „Gegenstandsangemessen ist eine Herangehensweise, wenn sie passgenau ist" abgleiten zu lassen, müssen die Prüf- oder Gütekriterien zur jeweiligen Methodologie der gewählten Erhebungs- und Auswertungsmethoden stimmig sein.

Franz Breuer und Jo Reichertz haben bereits 2001 eine Systematisierung unterschiedlicher Gütekriterien-Kataloge anhand der Bereiche, auf die sie sich beziehen, vorgeschlagen, verbunden mit der Anregung, „stets anzugeben, auf welchen Bereich bzw. Güteaspekt jeweils Bezug genommen wird." (Breuer & Reichertz, 2001: [2]) Die Disparität der Debatte um Gütekriterien lässt sich gut an einer Diskussion in der Zeitschrift für Soziologie 2018/2019 nachverfolgen. Hier diskutierten Paul Eisewicht und Tilo Grenz über die zuvor von Strübing et al. vorgeschlagenen Kriterien und plädieren für eine Berücksichtigung von Konvergenzen mit und Kritikpunkten an bestehenden Systemen von Gütekriterien, wenn neue festgelegt werden sollen (Eisewicht & Grenz, 2018). Die Autoren halten jedoch allgemeingültige Kriterien für alle Ausprägungen unter anderem aufgrund der großen Heterogenität der Forschung, die unter dem Begriff ‚Qualitativ' zusammengefasst wird, für nicht gegenstandsangemessen: „Die Grundproblematik besteht u. E. darin, dass methodologische Grundpositionen (vgl. Sandelowski & Barroso, 2002) und methodische Verfahrensweisen (am Beispiel der Typenbildung, vgl. Eisewicht, 2018; zu Ethnographischen Forschungsprogrammen, vgl. Hitzler & Eisewicht, 2016: 27 ff.) mittlerweile so ausdifferenziert sind, dass sie sich teils deutlich widersprechen" (Eisewicht & Grenz 2018: 369). Sie halten es stattdessen für geboten, über „nach methodologischen Paradigmen differenzierte Ansprüche zu diskutieren" (ebenda: 371), mit flexibel handhabbaren Kriterien, die „‚rhetorisch-performierend'" (ebenda: 371) sind. Darunter verstehen sie „erreichbare Mindestanforderungen" (ebenda), Verzicht auf einen „paradigmatischen Bias" (ebenda), der neue Methoden ausschließen würde, sowie eine Anpassung an die jeweilige Phase des Forschungsprozesses. Till Jansen hält hingegen am von ihm als klassisch bezeichneten Ziel der „Entsprechung von Forschungsergebnis und Gegenstand" (Jansen, 2019: 323) fest; er unterteilt in „paradigmatisch-operationalisierende [die den] Wahrheitsgehalt" (ebenda: 322) überprüfen und „diskursive oder alltagspraktische" (ebenda: 322), bei denen es um die Vermittlung gewonnener Erkenntnisse geht. Jansen setzt diesen nicht unproblematischen Begriff des Wahrheitsgehaltes von Forschungsergebnissen mit ihrer Qualität gleich, definiert aber nicht, was er unter ‚Wahrheit' versteht, weswegen sein Plädoyer für erstere unscharf bleibt. Rhetorisch gekonnt setzt er Rhetorik mit Recht behalten, Wahrheit mit Recht haben gleich – der „Legitimationsgrundlage der Wissenschaft" (ebenda: 323). Seinen Appell: „Gütekriterien sollen, und das ist ihre einzige Funktion, die Unterscheidung zwischen guter und schlechter Wissenschaft zulassen" (ebenda) begründet er normativ und setzt sich für eine Diskussion ein, die in die Richtung paradigmatisch-operationalisierender Kriterien führt.

Was mir in der Diskussion um Gütekriterien zu kurz kommt, ist die Frage der Forschungsethik, die ein zentraler Aspekt der Güte Qualitativer Forschung sein sollte. Wie sind die Erkenntnisse zustande gekommen? Welche Auswirkungen hatte das Vorgehen auf die Beteiligten? In der Pflege- und Gesundheitsforschung haben wir es häufig mit Multi-Vulnerabilität zu tun, mit Menschen, die aufgrund von Krankheit, Behinderung, Alter oder besonderen Kommunikationsformen darauf vertrauen müssen, dass Forschende einfühlsam, fürsorglich und wertschätzend agieren – ohne dabei in Paternalismus zu verfallen. Diese Aspekte sollten meines Erachtens nach unbedingt in die Bewertung der Qualität Qualitativer Forschung einfließen.

Die Rolle des Designs, um die es in den diesem Buch zugrunde liegenden Workshops vornehmlich ging, ist es, „die Art und Weise, wie eine Untersuchung angelegt ist, explizit" (Przyborski & Wohlrab-Saar, 2019:106) zu machen, und so die Gegenstandsangemessenheit wie auch die Art des Vorgehens, eben das ‚Wie' der gewählten Schritte, offen zu legen.

„Das Entwerfen eines Forschungsdesigns ist so das Ergebnis
1. einer Auseinandersetzung mit dem eigenen Erkenntnisinteresse und dessen Übersetzung in eine Fragestellung,
2. einer entsprechenden methodologischen Positionierung,
3. der Bestimmung des Forschungsfeldes,
4. einer im Hinblick auf ihre Implikationen reflektierten Wahl der Erhebungs- und Auswertungsverfahren,
5. von Entscheidungen über das Sampling und die damit möglichen Schritte der Generalisierung bis hin zur Theoriebildung sowie
6. der grundlagentheoretischen Einbettung der Forschung." (Przyborski & Wohlrab-Saar, 2019:106).

Eingedenk der obigen Überlegungen zur Forschungsethik sollte hier noch explizit die Berücksichtigung der Auswirkungen auf die an der Forschung Beteiligten genannt werden, auch wenn dieser Aspekt im Punkt 4 mitklingt.

Wenn die Versprechungen der Forschenden und die Überprüfung dieser Versprechungen so in Übereinstimmung zu bringen sind, sind auch die zur Sicherung der Güte gewählten Kriterien gegenstandsangemessen.

3   Methodologie und Methoden

Hier sind zwei Ebenen zu unterscheiden: die Gegenstandsangemessenheit zwischen Gegenstand und eingesetzten Methoden und die Gegenstandsangemessenheit beim Einsatz der gewählten Methoden. Wenn es gelungen ist, den Gegenstand der eigenen Forschung zu definieren, muss ein geeigneter Zugang gefunden, ein Weg so gewählt werden, dass die gewünschten Daten erhoben und ausgewertet werden können. Wie kann es überhaupt gelingen, Daten zum Gegenstand zu erheben? Wenn wir Interviews führen, erfahren wir zunächst, was die Befragten über den Gegenstand denken – genauer: was davon sie wie mit uns teilen möchten und wie sie dabei mit uns interagieren. Wenn wir beobachten, erfahren wir erst einmal, was wir zu erkennen meinen, wenn wir den Handelnden zusehen und an den Geschehnissen teilnehmen.

Der Zugang zum Gegenstand erfolgt also immer vermittelt; Gesa Lindemann und andere (2018) bezeichnen das in Anlehnung an Plessner als „Prinzip der vermittelten Unmittelbarkeit", (Lindemann et al., 2018:208), da die Daten

„1. zum einen vermittelt über einen theoretischen Vorentwurf ihres Gegenstandes und
2. zum anderen vermittelt über die interaktiv bzw. kommunikativ gestaltete Forschungsbeziehung", (ebenda:209) erhoben bzw. ausgewertet werden.

Für die Beziehung zwischen Gegenstand und Forschung gilt, „dass für die Konstruktion des Gegenstandes und die Reflexion der Forschungsbeziehung stets derselbe Vorentwurf verwendet wird […d.A.] Die Forschungsbeziehung wird reflektiert, indem sie gemäß derselben Begriffe verstanden wird wie der Gegenstand." (ebenda)

Das bedeutet methodologisch, dass entweder die Vermitteltheit oder die Unmittelbarkeit stärker in den Vordergrund rückt, erstere z. B. dann, wenn Diskurse mit ihrer symbolischen Gestalt untersucht werden, letztere z. B. dann, wenn auf Handlungen oder Praktiken in ihrem unmittelbaren Vollzug fokussiert wird – was sich in der Wahl des Forschungsdesigns widerspiegeln muss.

Gegenstandsangemessenheit heißt aber forschungspraktisch auch, dem Vorgehen angemessen zu arbeiten, alle zu treffenden Entscheidungen diesem Postulat unterzuordnen; das lässt sich exemplarisch für das Ziehen logischer Schluss-folgerungen zeigen. Jörg Brüsemeister verbindet sein Plädoyer für die Offenheit qualitativ Forschender für alle Formen logischen Schließens mit der Gegen-standsangemessenheit: Forschende haben „vielleicht eine erste Zwischenhypo-these deduktiv an einem zweiten empirischen Datum überprüft; und sie arbeiteten vielleicht qualitativ-induktiv, als sie ihren Untersuchungsgegenstand mit einer Theorie erklärten, die bislang noch nicht auf den Gegenstand angewendet wurde. Schließlich musste die Hauptkategorie, die den Kern des untersuchten Prozesses bezeichnet, vielleicht abduktiv gewonnen werden, weil keine bestehende Theorie die in den Daten benannten Phänomene erklärte. Wesentlich ist, dass qualitativ Forschende sich für alle diese Schließungsformen offenhalten, um ihre Daten angemessen zu erklären; dies gehört zur Offenheit sowie zur „Gegenstandsange-messenheit"" (Brüsemeister, 2008:27 f.).

In der Phase, in der eine Forschungsfrage konzipiert wird, muss der zu unter-suchende Gegenstand danach beurteilt werden, „ob die zur Verfügung stehenden (und mehr noch die anerkannten) Methoden zu seiner Erforschung verwendet werden können" (ebd., 13). Forschende müssen also schon überlegen, welche Methoden sie aus dem Arsenal der zur Verfügung stehenden Werkzeuge ver-wenden müssen, wenn sie ihrer Fragestellung nachgehen, und sie müssen abschätzen, ob sie diese Verfahren beherrschen." (ebenda, S. 28).

Dabei ist zu erfüllen, und da kommen die anderen benannten Prinzipien qualitativer Forschung zum Tragen,

- dass die Perspektive der Untersuchten eingenommen werden kann,
- dass der Komplexität des Gegenstandes Rechnung getragen wird,
- dass Offenheit jederzeit gewährleistet ist.

Innerhalb der eingesetzten Methode bedeutet Gegenstandsangemessenheit, sie methodologisch und forschungspraktisch angemessen zu verwenden, also eigene (handwerkliche) Fähigkeiten und den eigenen Wissensstand richtig einzu-schätzen. Bei der Darstellung der Ergebnisse bedeutet es, durch Art und Inhalt Verkürzungen und Verzerrungen zu vermeiden, so „dass der Gegenstand zu seinem Recht kommt" (Brüsemeister 2008:29).

Auch für die theoretische Basis gilt der Grundsatz der Gegenstandsange-messenheit: „Die auf den Forschungsgegenstand bezogene Theorie soll aus der Interpretation und Analyse des Materials erwachsen, die Frage der Anschlüsse an bestehende Theorien ergibt sich erst im zweiten Schritt. Dies soll die Gegen-standsangemessenheit der entstehenden Theorie sicherstellen, indem theoretische

Konzepte an den konkreten empirischen Phänomenen entwickelt werden, für die
sie stehen sollen" (Strübing & Jörg, 2018:7).

In der Konsequenz heißt das: Die Besonderheiten der an der Studie Teilnehmenden und des Settings fließen maßgeblich in die Entwicklung des
angemessenen Designs, somit die Präzisierung der Forschungsfrage, die Auswahl
der Samplingstrategie sowie die Festlegung von Erhebungs- und Auswertungsmethoden ein.

- Sie sollten wissen, wo Ihre Stärken liegen (z. B. Fragen, Zuhören, Beobachten,
  Interpretieren)
- Sie müssen stets bereit sein, am Design zu feilen oder es zu verändern
- Sie müssen die gewählte Methode und die zugehörige Methodologie so gut
  beherrschen, dass Sie diese Anpassungen durchführen können, ohne der
  Gültigkeit der Ergebnisse zu schaden.

Es geht also darum, sich einzulassen auf den Gegenstand und qualitative
Forschung als Prozess zu begreifen.

Forschungspraktisch lässt sich das umsetzen, wenn man auftauchende Zweifel
nicht nur ernst nimmt, sondern freudig begrüßt und es sich mit ihnen (un)gemüt-
lich macht, und indem – ohnehin eine Forderung qualitativer Sozialforschung –
regelmäßig allumfassende Reflexionsschleifen eingebaut werden (Nover et al.,
2015).

4   Interpretation

Für die interpretative Sozialforschung gilt das Verstehen als eine ebenso schwierige
wie grundlegende, wenn auch je nach theoretischer Fundierung unterschiedlich verstandene Forderung[9]. „Das sich im Phänomen von sich aus Zeigende
kann nicht mehr beobachtet, es muss verstanden werden" (Pleissner zitiert
nach Lindemann u. a., 2017:207). Auch im letzten Schritt eines empirischen
Projektes, der Interpretation der Daten, spielt die Gegenstandsangemessenheit
eine zentrale Rolle. Schon die Forderung von Glaser und Strauss, die Ergebnisse
aus den Daten emergieren zu lassen, legt dies nahe: Jörg Stübing (2007) verweist
darauf, dass es bereits Herbert Blumer gewesen ist, der davor warnte, theoretische

---

[9] zur Diskussion darüber vgl. Nover (2020).

Konzepte „ohne Prüfung ihrer fallbezogenen Relevanz auf die aktuelle Empirie" (Strübing, 2007: 163) anzuwenden. Erst die Herstellung dieses Bezuges ermöglicht es, das Vorwissen, ohne das niemand in eine Forschung gehen kann, im Sinne ‚sensibilisierender Konzepte', also in Anpassung an den aktuell interessierenden Gegenstand, zu entwickeln – neu, in Modifikation, oder in der Übernahme bestehender Konzepte. Daher u. a. (2017) etwa warnen am Beispiel der Konzepte „Erfahrung" und „Bedeutung" davor, sie unreflektiert, ohne Berücksichtigung ihrer Passung zum untersuchten Phänomen zu nutzen; sie sehen die Gefahr, die Methoden zu vereinfachen oder Theorien „top-down" statt aus den Daten heraus zu entwickeln. Diese Grundidee des Abhängigkeitsverhältnisses von Theorie und empirischen Ergebnissen, und damit der Bedeutung der Fundierung von Theorie in Empirie für die Sozialwissenschaften, ist hier ganz weitgehend Konsens. So betont auch Jo Reichertz (2014): „Stattdessen lässt sich die Güte von Aussagen *ausschließlich* über empirische Forschung rechtfertigen und deren Güte wiederum über spezifische (nach Gesellschaft, Zeit, und Fachgebiet variierende) Standards der Qualitätssicherung" (Reichertz, 2014: 66). Gesa Lindemann u. a. weisen darauf hin, dass diese theoretische Fundierung offengelegt werden muss: „Erst die *Transparenz im Hinblick auf den Beobachterstandpunkt und darin eingelassene theoretische Vorannahmen* ermöglicht es jedoch, diesen Ansprüchen an die methodologische Kontrolle des Verstehens gerecht zu werden." (Lindemann u. a., 2017:208).

Auch der Zusammenhang von Methodologie und Auswertung spielt eine Rolle, wenn es um die Wahl der geeigneten Methoden geht. „Auf der methodischen Ebene kontrastiert aus der praktischen Sicht der Forschenden die Unvoreingenommenheit gegenüber den Daten mit der Entwicklung einer Sensibilität diesen gegenüber (A), die selektive Wahrnehmung mit einer erwartungsabhängigen Beobachtung (B) und im Sinne der Verwertung die methodische Herausforderung mit den moralischen Bedenken, die damit verbunden sind (C)" (Nover & Panke-Kochinke, 2021:424). Als methodologische Herausforderungen ergeben sich dabei die Selbstreflexion, das Fremdverstehen, die Involviertheit in den Forschungsprozess und nicht zuletzt die Beziehungen zu den beforschten Personen (ebenda).

Daher ist bei der Wahl der Erhebungs- ebenso wie bei der der Auswertungsmethode vor allem danach zu fragen, was die Beteiligten mitbringen (möchten), was ihnen am Ehesten entspricht. Neben den ‚Klassikern', damit sind alle Formen sprachbasierter Erhebung gemeint, „finden sich am anderen Ende des Spektrums analoge Formen von neuen und zu entschlüsselnden Codes, die Menschen aus unterschiedlichsten Gründen entwickeln, oftmals zu entwickeln gezwungen sind; hier ist an Veränderungen in Sprachgebrauch und –vermögen durch Krankheit

(Schlaganfall, Koma, Demenz) oder Wechsel in ein anderes Sprachgebiet zu denken" (Nover, 2021: 173).

Die Interpretation von Daten findet in Abhängigkeit von den Teilnehmenden statt. Je nach theoretischer Basierung und Forschungsfrage geht es dann darum, den subjektiv gemeinten Sinn zu verstehen, implizites Wissen zu erkunden, Strukturen zu rekonstruieren. Die Grundannahmen, dass Wirklichkeit sozial konstruiert ist und einem permanenten Aushandlungsprozess unterliegt, erlauben kein anderes Vorgehen. Die Perspektive meines Gegenübers ist versteh- und rekonstruierbar[10], damit aber auch unhintergehbar an den Fall und den Sinnzusammenhang der Datenentstehung gebunden[11], mindestens, wenn es sich um interpretative und rekonstruktive Verfahren handelt.

Jo Reichertz hat die Frage des Erklärungswertes qualitativer Forschung so auf den Punkt gebracht: „Diejenigen, die ihre Forschung so anlegen, dass (a) ihre Ergebnisse auf empirischer Forschung beruhen, die für andere nachvollziehbarer ist, und (b) die nicht Oberflächenphänomene verdoppeln, sondern hinter die Fassade schauen und (c) anderen Wissenschaftler*innen zeigen können, dass ihre Ergebnisse mehr Rätsel lösen als die anderer, die haben mehr recht" (Reichertz, 2021: 42); und diejenigen, die darüber hinaus offenlegen, welche ethischen, forschungspraktischen, methodischen und methodologischen Fragen im Forschungsprozess aufgetaucht sind und gelöst wurden, dadurch die Gegenstandsangemessenheit ihres Vorgehens nachweisen und mithin auch eine Rekonstruktion des eigenen Vorgehens leisten, erzielen eine höhere Transparenz und Güte (Nover & Panke Kochinke, 2021: 49 ff.). Fragen der Gegenstandsangemessenheit sind vor dem Beginn jeder Forschung zu stellen, sie begleiten die Forschenden während des gesamten Forschungsprozesses und sie sind in der Reflexion an die Ergebnisse anzulegen, hier dann unter dem Aspekt eines Gütekriteriums. Gegenstandsangemessenheit ist ein relevantes Prüfkriterium für jedes Element und auf jeder Ebene eines qualitativen Forschungsvorhabens. Gemessen wird sie daran, ob es gelingt, mit der gewählten Herangehensweise den interessierenden Menschen und dem interessierenden Feld gerecht zu werden – und die gestellte Frage zu beantworten.

---

[10] über „Randgebiete des Sozialen" wird diskutiert; eine gleichnamige Reihe, herausgegeben von Ronald Hitzler, Hubert Knoblauch, Werner Schneider, Darius Zifonun erscheint bei Beltz Juventa, Weinheim.

[11] z. B. Hitzler, Ronald (2020): Zentrale Merkmale interpretativer Sozialforschung. Hitzler, Ronald/Reichertz, Jo/Schröer, Norbert: Kritik der hermeneutischen Wissenssoziologie. Weinheim: Beltz Juventa.

Literatur

Bohnsack, R., & Krüger, H.-H. (2005). Qualität qualitativer Forschung: Einführung in den Themenschwerpunkt. *Zeitschrift für qualitative Bildungs-, Beratungs- und Sozialforschung, 6*(2), 185–190. https://nbn-resolving.org/urn:nbn:de:0168-ssoar-278267.

Breuer, F., & Reichertz, J. (2001). Wissenschafts-Kriterien: Eine Moderation [40 Absätze]. *Forum Qualitative Sozialforschung/Forum: Qualitative Social Research, 2*(3), Art. 24. http://nbnresolving.de/urn:nbn:de:0114-fqs0103245.

Brüsemeister, T. (2008). *Qualitative Forschung* (2. Aufl.). VS-Verlag.

Daher, M., Carré, D., Jaramillo, A., Olivares, H., & Tomicic, A. (2017). Experience and Meaning in Qualitative Research: A Conceptual Review and a Methodological Device Proposal [52 paragraphs]. *Forum Qualitative Sozialforschung/Forum: Qualitative Social Research, 18*(3), Art. 9. https://doi.org/10.17169/fqs-18.3.2696.

Eisewicht, P., & Grenz, T. (2018). Die (Un)Möglichkeit allgemeiner Gütekriterien in der Qualitativen Forschung – Replik auf den Diskussionsanstoß zu „Gütekriterien qualitativer Forschung" von Jörg Strübing, Stefan Hirschauer, Ruth Ayaß, Uwe Krähnke und Thomas Scheffer. *Zeitschrift für Soziologie, 47*(5), 364–373.

Flick, U. (2005). Standards, Kriterien, Strategien: Zur Diskussion über Qualität qualitativer Sozialforschung. *Zeitschrift für qualitative Bildungs-, Beratungs- und Sozialforschung 6*(2), 191–210. URN: http://nbn-resolving.de/urn:nbn:de:0168-ssoar-278199.

Flick, U. (2016). Von den Irritationen in die Peripherie? Anmerkungen zu Ronald Hitzlers Artikel „Zentrale Merkmale und periphere Irritationen interpretativer Sozialforschung". *ZQF, 17*(1_2), 199–203.

Flick, U. (2018). Gütekriterien. In L. Akremi, B. Nina, H. Knoblauch, & B. Traue (Hrsg.), *Handbuch Interpretativ forschen* (S. 183–202). Beltz Juventa.

Glaser, B. G., & Strauss, A. L. (1967). *The discovery of grounded theory. Strategies for qualitative research.* Aldine.

Haas-Unmüßig, P., & Schmidt, C. (2010). Der Diskurs zu den Gütekriterien der qualitativen Forschung. *Pflege, 23*(2), 109–118. https://doi.org/10.1024/1012-5302/a000023.

Helfferich, C. (2011). *Die Qualität qualitativer Daten.* Springer VS.

Hitzler, R. (2002). Sinnrekonstruktion. Zum Stand der Diskussion (in) der deutschsprachigen interpretativen Soziologie [35 Absätze]. *Forum Qualitative Sozialforschung/Forum: Qualitative Social Research, 3*(2), Art. 7. http://nbn-resolving.de/urn:nbn:de:0114-fqs020276.

Hitzler, R. (2016). Zentrale Merkmale und periphere Irritationen interpretativer Sozialforschung. *Zeitschrift für Qualitative Forschung, 17*(1–2), 171–184. https://nbn-resolving.org/urn:nbn:de:0168-ssoar-51076-0.

Hitzler, R., & Honer, A. (1997). *Sozialwissenschaftliche Hermeneutik.* Leske + Budrich.

Hitzler, R., & Eisewicht, P. (2016). *Lebensweltanalytische Ethnographie – Im Anschluss an Anne Honer.* Beltz Juventa.

Janotta, L., & Raab, J. (2019). Normativität in der qualitativen Forschung. . *ZQF, 20*(2), 229–234. https://doi.org/10.3224/zqf.v20i2.01

Jansen, T. (2019). Gütekriterien in der qualitativen Sozialforschung als Form der Reflexion und Kommunikation. Eine Replik auf die Beiträge von Strübing et al. und Eisewicht & Grenz. *Zeitschrift für Soziologie, 48*(4), 321–325.

Keller, R. (2012). *Das Interpretative Paradigma*. Wiesbaden: VS-Verlag.

Lindemann, G., Barth, M., & Tübel, S. (2018). Methodologisch kontrolliertes Verstehen als Kernstrategie der qualitativen Forschung. Vermittelte Unmittelbarkeit als Gütekriterium. In L. Akremi, B. Nina, H. Knoblauch, & B. Traue (Hrsg.), *Handbuch Interpretativ forschen* (S. 203–225). Weinheim: Beltz Juventa.

Mayring, P. (2016). *Einführung in die qualitative Sozialforschung* (6. überarbeitete Aufl.). Belz.

Münch, D. (2002). Die Einheit der Psychologie und ihre anthropologischen Grundlagen. *Journal für Psychologie, 10*(1), 40–62. https://nbn-resolving.org/urn:nbn:de:0168-ssoar-28197.

Nover, S. U. (2020). Verstehen als Erkenntnisprinzip in der qualitativen Sozialforschung. Theorie – Methodologie – Methode. In Dieselbe (Hrsg.), *Theoriegeleitete Forschungswege in der Pflegewissenschaft. Methodologie und Forschungspraxis bei Praxeologie, Hermeneutik und Ethnographie* (S. 9–42). Springer.

Nover, S. U. (2021). Wie kommunizieren Menschen mit Frontotemporaler Demenz mit ihrer Umwelt? Videografie als integraler Bestandteil einer ethnographischen Forschung. In S. U. Nover & B. Panke-Kochinke (Hrsg.), *Qualitative Pflegeforschung. Eigensinn, Morphologie und Gegenstandsangemessenheit* (S. 173–182). Baden-Baden.

Nover, S. U., & Panke-Kochinke, B. (2021). Zum Gegenstand qualitativer Pflegeforschung. In Dieselben (Hrsg.), *Qualitative Pflegeforschung. Eigensinn, Morphologie, Gegenstandsangemessenheit* (S. 49–58). Nomos.

Nover, S. U., Sirsch, E., Döttlinger, B., & Panke-Kochinke, B. (2015). What's going on? *Pflege&Gesellschaft, 20*(4), 293–315.

Przyborski, A., & Wohlrab-Sahr, M. (2019). Forschungsdesigns für die qualitative Sozialforschung. In N. Baur & J. Blasius (Hrsg.), *Handbuch Methoden der empirischen Sozialforschung*. 2. Aufl., (S. 105–124). Springer VS.

Reichertz, J. (2007). Qualitative Sozialforschung – Ansprüche, Prämissen, Probleme. *Erwägen – Wissen – Ethik 18*(2), 195–208

Reichertz, J. (2014). Das vertextete Bild Überlegungen zur Gültigkeit von Videoanalysen. In aus: C. Moritz (Hrsg.), *Transkription von Video- und Filmdaten in der Qualitativen Sozialforschung* (S. 55–72). Springer.

Reichertz, J. (2016). *Qualitative und interpretative Sozialforschung. Eine Einladung*. Springer VS.

Reichertz, J. (2021). Zur Methodologie qualitativer Forschung. Wie die Güte der qualitativen Forschung sichern? In S. U. Nover & B. Panke-Kochinke (Hrsg.), *Qualitative Pflegeforschung. Eigensinn, Morphologie, Gegenstandsangemessenheit* (S. 27–48). Nomos.

Rosenthal, G. (2015). *Interpretative Sozialforschung* (5. Aufl.). Beltz Juventa.

Rosenthal, G. (2016). Die Erforschung kollektiver und individueller Dynamik – Zu einer historisch und prozess-soziologisch orientierten interpretativen Sozialforschung [21 Absätze]. *Forum Qualitative Sozialforschung/Forum: Qualitative Social Research, 17*(2), Art. 13, http://nbn-resolving.de/urn:nbn:de:0114-fqs1602139.

Stefer, C. (2013). Die Gegenstandsangemessenheit empirischer Datenerhebungsmethoden im Kontext von Lehrevaluationen an Hochschulen. https://archiv.ub.uni-marburg.de/diss/z2013/0727/. Zugegriffen: 30. Dez. 2019.

Steinke, I. (2000). Gütekriterien qualitativer Forschung. In U. Flick, E. von Kardorff, & I. Steinke (Hrsg.), *Qualitative Forschung. Ein Handbuch* (S. 319–331). Rowohlt Taschenbuch.

Strübing, J. (2007). Glaser vs. Strauss? Zur methodologischen und methodischen Substanz einer Unterscheidung zweier Varianten von Grounded Theory. *Historical Social Research, Supplement, 19,* 157–173. https://nbnresolving. org/urn:nbn:de:0168-ssoar-288636.

Strübing, J. (2018). *Qualitative Sozialforschung. Eine komprimierte Einführung. 2, überarbeitete und* (erweiterte). De Gruyter.

Stübing, J., Hirschauer, S., Ayaß, R., Krähnke, U., & Scheffer, T. (2018). Gütekriterien qualitativer Sozialforschung. Ein Diskussionsanstoß. *Zeitschrift für Soziologie, 6.* DOI: https://doi.org/10.1515/zfsoz-2018-1006.

Sabine Ursula Nover, Prof. Dr., Lehrstuhl für Methodologie und Qualitative Methoden in der Pflege- und Gesundheitsforschung, Vinzenz Pallotti University Vallendar, vormals Philosophisch-Theologische Hochschule Vallendar (PTHV).

Forschungsschwerpunkte: Methodologie visueller Forschungsmethoden, methodische Zugänge zu vulnerablen Personen, Rekonstruktive Auswertungsverfahren.

sabine.nover@vp-uni.de

Von der Paraphrase zur Interpretation. Beispielhafte Analyse eines Interviewausschnitts

Jo Reichertz

Die qualitative oder auch die interpretative Sozialwissenschaft versteht sich als wissenschaftliches Unterfangen, unterschiedliche Bereiche der Gesellschaft mittels empirischer Forschung einerseits zu verstehen, andererseits aber auch, ganz im Sinne von Max Weber (1973), zu erklären. Zu diesem Zweck erhebt (konstruiert) sie mit bestimmten Methoden Daten und ‚wertet diese aus‘ – was innerhalb qualitativer oder interpretativer Sozialforschung immer heißt, dass sie im Verbund mit anderen Wissenschaftler*innen mithilfe bestimmter Auswertungspraktiken (Methoden) den Daten Sinn ‚abgewinnt‘ (oder konstruiert) und so in der Lage ist, mehr oder weniger ausgearbeitete Theorien zu einem Handlungsproblem, eine Institution oder einem Praxisfeld anderen Wissenschaftsdisziplinen (oder aber den jeweiligen Praxisfeldern) zur Verfügung zu stellen (Reichertz, 2016 und 2021a): Für die Rechtswissenschaft können solche Theorierungen ebenso nützlich sein wie für die Pflegewissenschaft, für die Rechtsprechung ebenso wie für die Betreuung pflegebedürftiger Menschen. Jede Disziplin und jedes Praxisfeld haben dabei jedoch ihre eigenen Fragestellungen

---

Bei dem hier vorgelegten Artikel handelt es sich um die Überarbeitung und Aktualisierung von Überlegungen, die sich so bereits in Reichertz, 2016:268 ff. finden.

J. Reichertz (✉)
Kommunikationskultur, Kulturwissenschaftliches Institut, Essen, Deutschland
E-Mail: Jo.reichertz@kwi-nrw.de

© Der/die Autor(en), exklusiv lizenziert an Springer Fachmedien Wiesbaden GmbH, ein Teil von Springer Nature 2022
S. U. Nover (Hrsg.), *Theoriegeleitete Forschungswege in der Pflegewissenschaft 2*, Vallendarer Schriften der Pflegewissenschaft 12, https://doi.org/10.1007/978-3-658-39382-3_2

im Blick zu behalten, wenn solche Ergebnisse der Sozialforschung aufgegriffen werden.

Jeder Forschung geht ein (Handlungs-)Problem in einem Handlungsfeld voraus. Forschung will dieses Problem lösen (Bethmann, 2019). Eine wichtige Grundprämisse jeder Sozialforschung beruht auf der Überzeugung, dass die genaue Beobachtung und Analyse der Wirklichkeit dabei helfen, eben diese Wirklichkeit und das in ihr existierende Problem zu verstehen und zu erklären. Die zweite Grundprämisse jeder Sozialforschung besteht aus der theoretisch gefütterten Hoffnung, dass kein Problem aus dem Nichts entsteht, sondern dass alles Soziale mit Sozialem erklärt werden kann, dass nichts Soziales unbegreifbar ist, dass mithin das Problem erst begriffen und dann durch bestimmte soziale Handlungen auch gelöst werden kann.

Hinter dem, was einen zunächst wundert, finden sich demnach, schaut man genauer hin, meist (gute) Gründe und (handfeste) Interessen, Machtverhältnisse und Austausch. Und wüsste man um all dies, könnte man hinter alle Vorhänge schauen, dann gäbe es keine Wunder mehr. Insofern formuliert die Soziologie, und hier vor allem die Wissenssoziologie, eine frohe Botschaft – wenn auch eine säkulare – nämlich die, dass alles zu verstehen und zu erklären ist. Zumindest das Soziale, was von dieser Welt ist. Die zentrale Praktik, derer sich Sozialwissenschaftler*innen dabei bedienen, ist das Interpretieren. Doch was ist darunter zu verstehen?

Wissenschaftliches Interpretieren

Die geistige Operation ‚Interpretieren' findet sich überall, wo Menschen zusammenleben und ihr Handeln mithilfe von Handlungen und Symbolen koordinieren. Meist interpretiert man ohne viel zu überlegen und ‚naturwüchsig'. Man verfügt über keine Interpretationstheorie, sondern tut das, was man tut, weil man es schon immer so getan hat. Die Besonderheit des wissenschaftlichen Interpretierens besteht darin, dass man sich im Laufe der letzten Jahrhunderte innerhalb der Geistes- und Sozialwissenschaften Gedanken darüber hat, *weshalb* man *was wie* interpretieren darf. Die so entstandenen, teils sehr differenziert argumentierenden Methodologien haben zu verschiedenen Techniken und Kunstlehren des Interpretierens geführt.

Ansprüche

In den Sozialwissenschaften gibt es nicht die *eine* Interpretation – schon gar nicht die eine *richtige* Interpretation von Daten, also von Texten, stehenden und laufenden Bildern, Artefakten (also Stühlen, Computersoftware, Brücken oder Parks etc.). Interpretationen hängen immer ab (a) von den *Theorien,* auf die sich Interpretierende beziehen, (b) von den *Methoden,* die sie verwenden, (c) den Daten, über die sie verfügen und (d) der Fragestellung, der nachgegangen wird. Weil das so ist, lassen sich sehr viele Interpretationen, vielleicht sogar beliebig viele Interpretationen erzeugen – aber es lassen sich in der Regel nur sehr wenige Interpretationen derselben Daten erzeugen, die sich mit guten Gründen vertreten lassen. Es gibt sie also, die ‚guten‘ und ‚nicht-guten‘ Interpretationen; es gilt: nicht jede Interpretation ist gleich gut. Und: Interpretationen sind gerade nicht beliebig – auch wenn es im Belieben der Interpretierenden steht, welchen Theorien, Methoden und Daten sie sich unter welcher Fragestellung verpflichten – im Rahmen der Festlegung des jeweiligen Forschungsdesigns.

Sozialwissenschaftlich erhobene Daten zu interpretieren ist in gewisser Hinsicht mit der Interpretation von Elefanten zu vergleichen. Man kann Elefanten (wie alle anderen Dinge auch) nämlich aus verschiedenen Perspektiven betrachten und deuten – z. B. aus biologischer Sicht, aber auch aus neurologischer, genetischer, physikalischer, kommunikationswissenschaftlicher und nachhaltiger und vielen anderen Sichten. Je nach Perspektive (also Fragestellung), theoretischen Vorlieben und verwendeten Methoden und Daten wird man Unterschiedliches über Elefanten erfahren, sagen und schreiben können. Die empirisch gesättigte Behauptung ist jedoch, dass die Physiker*innen, dass die Neurolog*innen, dass die Soziobiolog*innen, welche den Elefanten fokussieren und sich derselben Theorien, Methoden und Daten bedienen, im Wesentlichen in ihren Deutungen des Elefanten miteinander übereinstimmen. Die beobachtbare Vielfalt der Interpretationen ergibt sich also nicht oder nur zu geringem Maße aus der Vielfalt der interpretierenden Forschersubjekte, sondern aus der Vielzahl der Theorien, Methoden und Daten.

Interpretationen sind, wenn sie im Rahmen von Wissenschaft erfolgen, also gerade nicht subjektiv und damit beliebig. Dies deshalb, weil wissenschaftliche Interpretationen die Forschersubjekte sozialisieren, indem sie über die Fragestellung, die Theorien, die Methoden und die Daten das Interpretieren in bestimmte, für die Wissenschaften typische und gemeinsame Bahnen lenken und auch dort halten. Interpretationen in den Sozialwissenschaften sind also nicht das Ergebnis eines Geniestreiches Einzelner (obwohl es solche geben kann und immer wieder gegeben hat), sondern das Ergebnis kollektiver Arbeit an der Frage, wie sich Daten (gültig) interpretieren lassen.

Die Vielzahl der Interpretation erklärt sich also aus der Vielzahl von Fragestellungen, Theorien, Methoden und Daten, nicht aus der Subjektivität der Forschenden. *Unterschiedliche Interpretationen desselben Phänomens dementieren sich in der Regel nicht gegenseitig, sondern im Gegenteil: sie ergänzen einander.* Wer den Elefanten aus unterschiedlichen Perspektiven, Theorien und Daten betrachtet, sieht zwar jeweils etwas anders, aber zusammengenommen sieht man mit der Synopse der Interpretationen, also der Zurkenntnisnahme aller Deutungen, mehr. *Und wer mehr sieht, hat mehr recht* (soll Husserl gesagt haben – siehe ausführlich zu der Nutzung dieses Satzes in der interpretativen Sozialforschung Reichertz, 2021b). Synopsen von Interpretationen nennt man im Übrigen in der Sozialwissenschaft ‚Triangulation' oder ‚Herstellung von Perspektivenvielfalt'.

Praktiken

Interpretationen wachsen nicht von selbst aus den Daten heraus, Interpretationen emergieren nicht und Interpretationen kann man nicht induktiv aus den Daten schlussfolgern. Dies gilt zumindest dann, wenn unter ‚Interpretieren' das *Finden von Mustern* (Sinnfiguren oder Strukturen), das *Entwickeln von Konzepten* (Verknüpfung von Mustern zu einem größeren Sinnzusammenhang) oder das *Entdecken von Theorien* (Verknüpfung von Konzepten zu einem größeren Sinnzusammenhang) verstanden wird. Denn die zu interpretierenden Daten sind prinzipiell stumm, die tun nichts, sie sprechen also auch nicht zu uns und die Daten können nicht, durch welche Taktiken auch immer, von uns zum Sprechen gebracht werden.

Das gilt auch für das (manuelle oder computergestützte) Codieren von Daten: Das Codieren von Daten führt nämlich gerade nicht dazu, dass Muster, Konzepte oder Theorien entstehen, sondern Codieren führt nur dazu, dass bestimmte Textstellen bestimmten Kodes zugeordnet werden[1], und wenn man es datensensibel betreibt, führt es dazu, dass der Kodebaum immer verzweigter wird. Die Konzepte oder Theorien muss man als Interpret*in aber selbst erstellen, das nimmt einem keine Software ab. Kodieren führt also nicht zu Interpretationen, aber Kodieren ist eine Praktik, die hilfreich ist, zusammen mit anderen Praktiken Interpretationen zustande zu bringen.

---

[1] Natürlich ist auch das Zuordnen von Textstellen zu Kodes eine sinnhafte Deutungsarbeit. Auch deshalb sind Computerprogramme nicht in der Lage, solche Zuordnungen eigenständig vorzunehmen, sondern sie halten nur die Zuordnungen der Interpreten/Interpretinnen fest und machen sie verfügbar. Deshalb ist es falsch zu sagen, Daten könnten mithilfe von Atlas.ti oder MAXQDA oder ähnlichen Programmen *analysiert* werden. Solche Programme helfen nur bei der Aufbereitung und Verfügbarkeit der Daten – was gerade dann, wenn man viele Daten zu interpretieren hat, sehr nützlich ist.

Interpretationen sind also immer Versuche, aus wissenschaftlicher Sicht Sinn(re)konstruktionen vorzunehmen, die von den *Daten ausgehen,* diese *transformieren* und mit ihnen plausibel *begründet* werden können. Jeder Interpretation geht ein ‚aktiver Sprung‘ voraus, der von den Interpretierenden erbracht werden muss. Allerdings variiert der Aktivitätsgrad mit den jeweiligen Verfahren der Interpretation: Bei Paraphrasen (siehe unten) ist der Aktivitätsgrad eher gering, bei hermeneutischen Interpretationen eher sehr groß.

Interpretationen ruhen dabei bestimmten Voraussetzungen auf und sind auf dieser Basis immer das Ergebnis von mentalen Prozessen *und* aktiven instrumentellen, praktischen wie kommunikativen Handlungen, die untrennbar miteinander verwoben sind.

Im Einzelnen ist das Entstehen von Interpretationen – einerlei, ob man sie alleine oder gemeinsam mit anderen produziert – an folgende *Voraussetzungen* und an folgende bewusste wie weniger bewusste *Handlungen* gebunden:

Grundlegende *Voraussetzung* für jede Art der Interpretation ist, dass die Interpretierenden die jeweilige Sprache, deren Grammatik, deren Semantik und deren Pragmatik kompetent beherrschen, dass die Interpretierenden sehr viel Wissen über die Welt und die jeweiligen sozialen Verhältnisse in ihr haben und dass sie über sehr viel Wissen über die situativen Bedeutungen kommunikativer Handlungen verfügen. Je umfassender und differenzierter das vorhandene Wissen ist, desto reichhaltiger, also differenzierter, also besser sind die Interpretationen. Weitere Voraussetzungen für das Interpretieren sind die Fähigkeiten des typisierenden, abstrahierenden und logischen Denkens.

Auf dieser Basis, die bei unterschiedlichen Interpreten/Interpretinnen unterschiedlich ausgeprägt sein können, können mithilfe verschiedener mentaler Operationen, die auf vielfältige Weise miteinander gekoppelt sind, Interpretationen wachsen: Zu diesen mentalen Operationen gehören die Akte des Abstrahierens, des Typisierens, des Kontrastierens, des die-Dinge-in-einem-anderen-Licht-Sehens, des die Dinge-unter-einer-anderen-Perspektive-Sehens, des Zusammenfassens und des Verdichtens.

Diese mehr oder weniger bewussten mentalen und willentlich herbeigeführten Akte werden durch praktische Handlungen der Interpreten/Interpretinnen vorbereitet und unterstützt. Zu diesen Praktiken gehört einerseits die Technik, die Daten auf einem Datenträger (z. B. Papier) nach einem bestimmten System zu fixieren und später in einer bestimmten Betonung (laut oder leise) lesend wieder ‚aufzuführen‘ und damit ‚lebendig‘ zu machen (Meyer & Meier zu Verl, 2013). Zu diesen praktischen Handlungen gehört aber auch, bestimmte, in den Daten erzählte Handlungen in der Interpretationssituation erneut aufzuführen und so deren Bedeutung am eigenen Leibe zu erleben oder aber in den Daten erzählte kommunikative Handlungen in der Interpretationssituation erneut aufzuführen und deren Bedeutung in der Gruppe zu beobachten. Zu diesen Handlungen gehört aber auch das vielfältige kommunikative Handeln entweder in einer Interpretationsgruppe (Reichertz, 2013b) oder, für den Fall dass man alleine interpretiert, das kommunikative Handeln, das man im Kopf durchspielt.

Auch wenn sich Interpretationen manchmal scheinbar spontan einstellen, sind Interpretation also immer das Ergebnis eines komplexen kognitiven, instrumentellen und kommunikativen Prozesses, bei dem die Interpretierende aktiv (alleine und gemeinsam) handeln.

Im Prozess des Interpretierens sind zwei Teilprozesse und Handlungskomplexe auseinanderzuhalten: Einerseits die Praktiken, die dazu führen, dass eine Interpretation ihre Gestalt annimmt, dass also der Sinn oder die Bedeutung von Daten für die Interpreten/Interpretinnen begrifflich fassbar wird. Andererseits die Praktiken, die dazu führen, dass die Interpretation von den Interpreten/Interpretinnen für vertretbar, für wahrscheinlich oder gültig angesehen wird. Es ist also immer zu unterscheiden zwischen der *Entdeckung* von Interpretationen und der *Rechtfertigung* von Interpretationen, wobei Entdeckung und Rechtfertigung meist miteinander verwoben sind und nur analytisch voneinander getrennt werden können.

Dabei gilt immer: Hermeneutisches Interpretieren, aber auch jede andere wissenschaftliche Konstruktion, geht – so sie denn empirisch arbeitet – von der Prämisse aus, dass Interpretation und Konstruktionen in gewisser Weise und unter einem bestimmten Gesichtspunkt die untersuchte Wirklichkeit, wenn auch reduziert, repräsentieren. Interpretationen sind also keine Erzählungen (im literaturwissenschaftlichen Sinne), sondern sie sind wesentlich mit der Wirklichkeit verbunden und sagen über diese etwas Wesentliches aus (Keller et al. 2013). Nur so rechtfertigt sich der Aufwand für die methodisch reflektierte Datenerhebung und die aufwendige Dateninterpretation (vgl. auch Eberle, 2000: 252).

Im Weiteren möchte ich beispielhaft *Kurzskizzen* von Interpretationen vorstellen, die auf der Grundlage der gleichen Daten (a) die Methode, (b) die Theorien und (c) die Fragestellung variieren. Sichtbar wird auf diese Weise, wie sich die Ergebnisse unterscheiden, aber auch wie sich die Ergebnisse sinnvoll ergänzen. Es soll aber auch gezeigt werden, wie weit man mit Interpretationen kommen kann, so die Lesenden einem folgen wollen.

Das Material stammt aus einem von mir und Shirin Moazami durchgeführten Forschungsprojekt (vgl. Reichertz & Moazami, 2014). Das Projekt selbst war von 2012 bis 2014 vom Bundesministerium für Familie, Senioren, Frauen und Jugend finanziert worden und diente der Klärung der Frage, warum sich in Deutschland lebende Jugendliche (mit deutscher, arabischer und türkischer Sozialisationserfahrung) von Predigern des Islam *faszinieren* lassen. 16 weibliche und männliche Jugendliche zwischen 12 und 25 Jahren, die sich für Prediger des Islam interessieren, wurden wiederholt zu den religiösen Versammlungen begleitet (aufsuchende Feldforschung) und in zwei Wellen im Abstand von sechs Monaten mithilfe offener Interviews zu ihrer persönlichen Entwicklung befragt. In einem der Interviews berichtete eine junge Frau über eine Praktik, die im Islam alltäglich ist – nämlich, dass in Moscheen die Frauen hinter den Männern stehen:

> Würde nicht gehen. Frag mich nicht warum. ERSTENS (.) Lass mich überlegen (.) Also in den Hadithen[2] steht auf jeden Fall (.) dass Frauen hinter den Männern beten sollen, oder sagen wir, die Männer dürfen nicht hinter Frauen beten, weil eben Männer äh (.) mehr triebgesteuert sind und den Frauen nicht hinterher gucken sollen. Dass Frauen sich mehr unter Kontrolle haben und den Männern eben nicht nachgucken. Das ist einmal die erste Regel, dass eben Frauen nach hinten gehen und der Imam muss immer ein Mann sein und stellt sich automatisch nach vorne, dass der dann automatisch immer auf der Männerseite ist.

Erst einmal und das ist sehr wichtig: die Datenkritik. Wir haben hier von der Originalszene, die diesem Transkript zugrunde liegt, also dem Interview, nur das Gehörte konserviert und fixiert. Der Inhalt es Gehörten schildert etwas, *was sich in einem bestimmten Alltag der Gegenwartsgesellschaft ereignet hat.*

Wir haben das Ereignis jedoch nicht selbst beobachtet oder eine Videoaufzeichnung davon gesehen, sondern wir haben nur von einer Person erzählt bekommen, dass in Moscheen die Frauen hinter den Männern stehen, bzw. stünden oder stehen würden. Hier ist schon wichtig, weil bewertend, ober wir im Indikativ, im Konjunktiv I oder im Konjunktiv die Interviewäußerung indirekt wiedergeben.

Wichtig ist zudem, dass die Interviewäußerung nicht von einem bestimmten *Ereignis* in einer bestimmten Situation berichtet, sondern dass die Interviewte aufgrund eines Frageimpulses sich ihren Erinnerungen zugewandt hat und diese nach bestimmten Kriterien durchsucht und angeordnet hat, um dann eine allgemeine Aussage über die Ordnung in den Moscheen zu treffen. Wir wissen also nicht, wie eng die Frauen beieinanderstehen und wie eng die Männer beieinanderstehen, wie weit der Abstand zwischen diesen beiden Gruppen ist und ob sie

---

[2]Aus Wikipedia: „Der Begriff *Hadith* (‚Erzählung, Bericht') bezeichnet im Islam die Überlieferungen über die Aussprüche und Handlungen des Propheten Mohammed sowie über die Handlungen Dritter, die er stillschweigend gebilligt hat.

Blickkontakt untereinander unterhalten, ob es räumliche Trennungsvorgaben gibt, oder gar einen Sichtschutz – oder ob es Personal gibt, das auf die Geschlechtertrennung achtet und gegebenenfalls sanktioniert. Von all dem erfahren wir nichts, sondern das, was wir haben, ist letztlich nur die Hörspur einer komplexen Aussage, die auf eine Reihe von kognitiven und evaluativen Selektionen der Interviewten zurückgeht.

Aber auch diese Hörspur, also das Gehörte, haben wir nicht im Original – möglicherweise war es dialektal oder sprachlich eingefärbt, mit Betonungen und Pausen, einem Rhythmus und einer gewissen Lautstärke versehen, der Betonungen und Abschwächung enthält, sondern wir haben hier eine ins Hochdeutsche, ins grammatikalisch halbwegs korrekte Hochdeutsche transformierte Hörspur. Wir haben also einen nach bestimmten Kriterien erstellten *Text*. Ganz offensichtlich geht man hier davon aus, dass das Gesagte relevant ist, relevanter ist als anderes. Diese Transformation von einem Medium (Schallwellen) in ein anderes (Text) ist Ergebnis eines Interpretationsprozesses, der selbst wieder sehr komplex ist und der in der Regel von studentischen Hilfskräften, von Transkriptionsbüros oder neuerdings auch von Transkriptionssoftware erstellt wird. Auf die Problematik solcher Transkriptionen will ich hier nicht weiter eingehen, weise jedoch darauf hin, dass Transkriptionen nie die identische Transformation einer Hörspur in einen Text darstellen, sondern immer das Ergebnis einer Interpretationsleistung sind.

Doch zurück zum Text: Vermutlich haben Sie recht schnell eine Deutung des Textes, mit der Sie sich den Text verständlich machen: In Moscheen müssen die Frauen hinter den Männern stehen. Das scheint aufgeklärten Europäern/ Europäerinnen erst einmal als unverständlich – möglicherweise empörenswert. Ändert sich Ihre Interpretation, wenn Sie erfahren, dass es sich bei der Frau um eine deutsche Muslima handelt, die über einen türkischen Migrationshintergrund verfügt? Ändert sich Ihre Deutung weiter, wenn Sie zudem erfahren, dass die junge Muslima Anfang 20 ist und gerade ein *sozialwissenschaftliches* Studium abgeschlossen hat? Was ändert sich, wenn Sie erfahren, dass sie dies in einem Interview mit einer deutschen Forscherin *ohne* Migrationshintergrund, die Ende 20 und christlichen Glaubens ist, geäußert hat?

Will man die Deutung dieser Interviewäußerung nicht alltagpraktisch, sondern systematisch angehen, sollte man wissenschaftliche Methoden anwenden, da sie Wissenschaftlichkeit verbürgen und damit auch Glaubwürdigkeit (so die Hoffnung, die angesichts von Fake-News auch aus der Wissenschaft zur Zeit unübersehbar erodiert). Nun gibt es in der Soziologie zwei grundsätzlich verschiedene Verfahrensweisen – die quantitativ vorgehende und die qualitative vorgehende, mit denen man die Äußerung auswerten kann.

Die quantitative Verfahrensweise, wirft (wie Popper es einmal formuliert hat) ein aus Theorien geknüpftes Netz aus, um Stück für Stück die Welt einzufangen. „Das Ziel quantitativer Sozialforschung ist in der Regel die Überprüfung der Erklärungskraft theoretischer Modelle über die soziale Realität" (Schulz & Ruddat, 2005: 109).

Qualitative Forschung will dagegen soziales Handeln erst verstehen, also rekonstruieren, welche Bedeutung das Handeln für die Handelnden hat, um es so auch zu erklären. Verstehen kann man ein Handeln (so der Konsens), wenn man sich in die *Lage der Untersuchten* versetzt.

Ich werde mich hier auf die qualitativen Verfahren konzentrieren und zeigen, welche Sinnschichten sichtbar werden, wenn man bestimmte Verfahren der qualitativen Sozialforschung anwendet, wenn man also (in der Kamerametapher) das Objektiv wechselt, und was man erfährt, wenn man die Perspektiven, also den Standort ändert. Es geht hier also um zweierlei: systematische Perspektivenerweiterung und systematische Methodenvariation mit dem Ziel der soziologischen Aufklärung.

Unter dem großen Dach der qualitativen Sozialforschung finden sich Deutungsverfahren, die sich vor allem auf den *Inhalt der Daten* fokussieren und diesen *(deskriptiv)* erfassen, und solche, die neben dem Inhalt auch die *Muster und Strukturen* in den Blick nehmen, die das Handeln von Menschen wesentlich gestalten. Da letztere vor allem mit hermeneutischen Verfahren arbeiten, wird diese Form der Sozialforschung oft auch als ‚interpretativ' oder ‚rekonstruktiv' bezeichnet.

Die vornehmlich am Inhalt des Erzählten interessierten Verfahren beschäftigen sich vor allem mit dem Subjekt, seinen Sichtweisen, seinen Weltbildern, seinen lebensgeschichtlichen (Leidens-)Erfahrungen, seinen Hoffnungen und seinen Handlungsmöglichkeiten – so wie das Subjekt sie sieht und gegenüber dem Wissenschaftler/der Wissenschaftlerin darstellt. Oft arbeiten diese Verfahren mit der (textnahen) *Deskription* der Daten oder mit *typisierenden Verdichtungen.*

Paraphrase, Deskription, Deutungen, Interpretationen
Beginnen wir also mit der Deskription des vermeintlich gemeinten Sinns, indem wir von dem Text eine Paraphrase erstellen. Wichtig ist noch die Formulierung einer Frage. Diese setze ich hiermit: *„Was sagt die Interviewte zum Geschlechterverhältnis im Islam?"* Die *Paraphrase* des Textes könnte in etwa so lauten:

> Die Interviewte gibt an, dass in den Hadithen steht, dass die Frauen hinter den Männern beten sollen bzw. nicht die Männer hinter Frauen beten sollten. Als Grund dafür gibt die Interviewte an, dass die Männer wegen ihrer Triebgesteuertheit

den Frauen nachgucken würden, die Frauen sich jedoch unter Kontrolle hätten. Deshalb gäbe es die Regel, dass die Frauen hinter den Männern stehen sollen. Da der Imam immer ein Mann sein muss, stehe er immer automatisch auf der Männerseite.

Eine erste *verdichtende Deutung* des gemeinten Sinns, unter der leitenden Frage: „Was sagt die Interviewte zum Geschlechterverhältnis im Islam?", könnte in etwa so lauten:

Die junge Muslima interpretiert die Hadithe so, dass die Männer wegen ihrer Schwäche, ihren Geschlechtstrieb zu beherrschen, vor den Frauen stehen sollen. Frauen haben ihre sexuellen Wünsche besser unter Kontrolle, sind also stärker. Männer stehen also nicht wegen ihrer Überlegenheit vorne, sondern wegen ihrer Schwäche.

Eine erste, *theoretisch inspirierte Deutung* (Bedeutung von *Gender* im Islam) des Textes unter der gleichen Frage könnte in etwa so lauten:

Frauen mögen zwar offiziell hinter den Männern zurückstehen, sind jedoch nicht nur gleichberechtigt, sondern wegen ihrer besseren Selbstkontrolle überlegen. Im Islam ist sowohl die religiöse Praxis des Betens (getrenntes Beten) als auch die religiöse Unterweisung (nur männliche Imame) gegendert. Geschlecht spielt im Islam eine bedeutsame Rolle, da an Geschlecht unterschiedliche Rechte und Pflichten gebunden sind.

Ob eine solche Interpretation noch durch die bewusste Ausdrucks*absicht* der Erzählerin gedeckt ist, darf bezweifelt werden. Allerdings kann mit guten Gründen vermutet werden, dass die Erzählerin einer solchen Deutung nicht widersprechen würde. Mit solchen Interpretationen verlässt man also bereits die reine Verdichtung in der Sprache des Falles, da man hier mit einer Theoriesprache das Erzählte reformuliert und damit anschlussfähig zu wissenschaftlichen Fragestellungen und Theorien macht. Auch das ist Aufgabe der Wissenschaft. Wenn sie das nicht will oder kann, wird sie ihrer Aufgabe nicht gerecht.

Kodierungen

Wissenschaftliches Deuten heißt also, dass man unter einer bestimmten Fragestellung eine Verbindung der Daten zu einer Theorie herstellt oder eine entwickelt – jedoch nicht, indem man ‚von oben‘, also von der Theorie ausgehend behauptet, dass die Daten ein Beleg für eine Theorie seien, sondern indem man ‚von unten‘, also von den Daten ausgehend zeigt, dass Daten und Theorie zueinander passen oder eine neue notwendig machen.

Eine solche Anschlussfähigkeit der Daten wird heute oft dadurch angestrebt, dass man die Daten, also unsere Erzählung mithilfe einer Auswertungssoftware (z. B. Atlas.ti oder MAXQDA) mithilfe von ‚Kategorien' kodiert. Würde man das im Rahmen einer Inhaltsanalyse oder innerhalb einer Grounded Theory-Strategie unter der Fragestellung: „Wie sieht die Glaubenspraxis im Islam aus?" tun, dann ließe sich der erste Teil der Erzählung der Muslima, also:

> „Also in den Hadithen steht auf jeden Fall (.) dass Frauen hinter den Männern beten sollen"

dem Kode ‚*Trennung zwischen Männern und Frauen*' und dem Unterkode ‚*Ereignisse und Handlungen*' zuordnen. Und der zweite Bestandteil der Erzählung, also:

> „die Männer dürfen nicht hinter Frauen beten, weil eben Männer äh (.) mehr triebgesteuert sind und den Frauen nicht hinterher gucken sollen. Dass Frauen sich mehr unter Kontrolle haben und den Männern eben nicht nachgucken."

ließe sich dem Kode ‚*Trennung zwischen Männern und Frauen*' und dem Unterkode ‚*Begründung hierfür*' zuordnen. Die codes werden dann später (von der software oder den Forschenden) sortiert und (von den Forschenden) zu Konzepten und Theorien verdichtet.

Hermeneutisches Interpretieren

Neben den beschriebenen Formen des Verstehens, die im Wesentlichen auf den manifesten Inhalt von Texten/Daten ausgerichtet sind, gibt es eine Reihe von verstehenden Verfahren, die explizit auch das Nicht-Manifeste von Texten/Daten erfassen und rekonstruieren wollen. Meist handelt es hierbei um *hermeneutische* Kunstlehren.

Den o. a. Textabschnitt könnte man also auch *hermeneutisch* ausdeuten und zwar in verschiedene Richtungen – je nach interessierender Fragestellung. Dabei kann man entweder die *Spezifik des Falles* rekonstruieren oder aber aktuelle *zeittypische Entwicklungen* in den Blick nehmen (Zeitdiagnose) oder aber die Besonderheit einer gesellschaftlichen Formation (Gesellschaftstheorie) oder aber allgemeine soziale Gesetzmäßigkeiten (Sozialtheorie).

Hermeneutische Interpretationsverfahren fragen – je nach Ausrichtung – entweder nach den deutungs- und handlungsgenerierenden Tiefenstrukturen, welche das Handeln der Subjekte bestimmen (objektive Hermeneutik - Oevermann 1993; Loer, 2021), oder aber danach, aufgrund welcher Sinnbezüge Menschen handeln, wie sie handeln, also wie Subjekte, hineingeboren in eine historisch und sozial vorgedeutete Welt, diese Welt permanent deuten und somit auch verändern (wissenssoziologische Hermeneutik – Hitzler et al., 1999 und 2019, Soeffner, 2004; Keller et al., 2013; Diskursanalyse - Keller 2005); rekonstruktive Sozialforschung - Bohnsack, 2014).

Wesentlich für alle hermeneutischen Interpretationen ist, dass man nicht mehr nur dem *Inhalt* des Erzählten nachgeht, sondern daneben vor allem den im Interview direkt zum Ausdruck kommenden und sie *dokumentierenden Handlungen* der Interviewten. Das sind in dem hier vorliegenden Falle:

a) die *Handlung des Erzählens* (Wie wird die Erzählung aufgebaut?),
b) die Handlung des *Interpretierens* (Wie interpretiert die Erzählerin?) und
c) die *Interaktion* mit der Interviewerin (Wie geht die Interviewte mit der Interviewerin um?).

Dabei wird als theoretische Prämisse unterstellt, dass das Handeln der Menschen nicht zufällig zustande kommt und sich auch nicht aus den Idiosynkrasien der Individuen speist, sondern dass Handeln vor allem *soziales Handeln* ist – dies nicht nur, weil es sich auf andere richtet, sondern weil es sich in seiner Form, seinem Ablauf und in seiner Zeichenhaftigkeit aus der jeweiligen Sozialität ergibt.

Somit handeln Subjekte, wollen sie verstanden werden, immer in sozialen, also auch typischen und typisierbaren Bahnen und mithilfe sozial geteilter Zeichen. Im Handeln der Menschen zeigt sich immer sowohl das Individuelle als auch das Soziale zugleich: Das Individuelle ist die jeweils sichtbare und besondere Verwirklichung des Sozialen.

Rekonstruktion des Falles
Zurück zu den Daten und den Interpretationsversuchen: Unter der Frage „Wie interpretiert die Erzählerin die islamische Glaubenslehre?" könnte man sich in unserem Fall erst einmal die *Interpretationsweise* der Interviewten genauer ansehen. Bei der Interpretationsweise der Erzählerin kann man dann die (individuelle) *inhaltliche Besonderheit* der Interpretation in den Blick nehmen oder aber deren *logische Form* (was zwei unterschiedliche Ebenen sind).

Beginnen wir mit der (individuellen) inhaltlichen Besonderheit dieser Interpretation. Man sieht diese Besonderheit sofort, wenn man über den Islam weiß, dass (a) in Moscheen in der Regel die Männer vorne und die Frauen dahinter stehen, dass (b) diese Trennung der Geschlechter durch die Architektur der Moschee schon vorgegeben ist und dass (c) dieses Arrangement der Geschlechter in der Mainstreamdeutung des Islam nicht mit der fehlenden oder schwachen

Triebsteuerung von Männern begründet wird, sondern mit der größeren *Bedeutsamkeit* von Männern.

Vor dem Hintergrund dieses Wissens (das sich nicht aus der hier ausgedeuteten Erzählung ergibt, aber für die Erzählerin zum *common ground* der Muslime gehört und über das Forschende via Lektüre etc. verfügen) kann man interpretieren, dass die weibliche Erzählerin die Geschlechtertrennung beim Beten auf die biologisch verankerte Triebschwäche der Männer zurückführt, die jedoch durch die starke willentliche Selbstführung der Frauen kompensiert wird: Auf der einen Seite der schwache, weil triebgesteuerte Mann, auf der anderen Seite, die starke, weil selbstbeherrschte Frau. Natur (triebhaft) wird hier gegen Kultur (Selbstführung) ausgespielt und der Kultur der Vorrang gegeben.

Soweit erst einmal die Interpretation der Besonderheit der Erzählung.

Man kann die hermeneutische Interpretation noch eine Windung weiter drehen und sich fragen, wie kreativ bzw. eigensinnig die interviewte junge Muslima mit der offiziellen Auslegung umgeht. Tut man dies, dann zeigt sich schnell, dass diese Erzählung keineswegs eine wirklich neue Interpretation darstellt, sondern sie gehört *(wie mir Kenner*innen des Islam versicherten)* zum traditionellen Bestand des Glaubens. Allerdings gehört sie nicht zum theologischen Mainstream, sondern eher zum Volksglauben, also zu der alltäglichen Interpretation des Glaubens durch die (in diesem Fall: weiblichen) Gläubigen.

Betrachtet man die Erzählung immer noch unter dem Fokus, die Besonderheit der individuellen Aneignung der Religion durch die Befragte zu rekonstruieren, könnte man, da die Interviewte weder auf die lange Tradition dieser Deutung innerhalb des Islam noch auf eine feministische Deutungsgemeinschaft verweist, die Interpretation entwickeln, dass sich hier ein Mitglied einer bestimmten Religion eine *eigene* Deutung der Grundlagen des Glaubens kommunikativ konstruiert, dass sich die junge Muslima also ihren Glauben kommunikativ selbst schafft, sich ihren Glauben nach Gutdünken zusammenstellt – dass man es hier mit einem klaren Fall *subjektiver Religiosität* zu tun hat (vgl. Klinkhammer, 2013; Klinkhammer et al., 2011; Knoblauch, 2009).

In der Abwendung von der Mainstreaminterpretation des Islam durch eine junge, im Westen sozialisierte, zudem akademisch gebildete Muslima könnte man jedoch auch einen deutlichen Hinweis sehen, dass die Interviewte der *popislamischen* Szene (vgl. Gerlach, 2006) zuzurechnen sei – also der Gruppe der im Westen geborenen, gut gebildeten jungen Muslime und Muslima, welche sich einerseits von einer als traditionalistisch und ritualistisch verstandene Glaubenspraxis der Eltern abwenden, andererseits den Islam und dessen Werte und Normen als wesentlichen Teil ihrer Identität begreifen.

Vor dem Hintergrund aktueller westlicher *religionssoziologischer* Arbeiten zu diesem Thema könnte man in der Erzählung von den schwachen, triebgesteuerten Männern und den starken, weil kontrollierten Frauen eine *feministische* Koraninterpretation entdecken, somit sowohl einen Hinweis auf die wachsende Bedeutung des *Feminismus* im Islam sehen als auch ein Anzeichen für eine *Verwestlichung des Islam* (vgl. ausführlicher Schröter, 2010, 2013).

Vor dem Hintergrund *wissenssoziologischer* Arbeiten könnte man zugleich die durch die Moschee vorgegebene Geschlechtertrennung als zu ‚Stein' gewordene Geschlechterordnung deuten (vgl. Sennett, 1995) oder aber als Dispositiv, dass eine Geschlechterordnung zum Ausdruck bringt und diese zugleich auf Dauer stellt (vgl. Foucault, 2004).

Mit solchen Interpretationen wird nun deutlich das Datum, also das Interview, als *alleinige Bezugsgröße* verlassen. Das Datum wird mittels Interpretation eingerückt in einen bestimmten wissenschaftlichen Diskurs und wird dort verortet. Dadurch erhält die Interpretation mehr Tiefe (so der Anspruch) oder anders: Sie wird in einen anderen Kontext eingebaut, der sichtbar macht, dass die untersuchte Einzeläußerung in einem bestimmten Äußerungsfeld steht. Durch diese Kontextualisierung wird die Bedeutung der untersuchten Äußerung reichhaltiger und auch verständlicher, da sie jetzt positioniert werden kann. Ohne praktische oder theoretische Kenntnis dieses Äußerungsfeldes (also ohne die Kenntnis der Theorien zu dem in Frage stehenden Gegenstand) sind solche Interpretationen nicht möglich. Dies bedeutet auch, dass die innerhalb qualitativer Forschung oft gehörte Forderung, man müsse ‚dumm', also ohne theoretische Vorkenntnisse, seine Daten interpretieren, zumindest für hermeneutische Verfahren nicht gilt. Man soll sich nur dumm stellen (vgl. Hitzler, 1999) – nicht dumm sein.

Der Fall als Ausdruck gesellschaftlicher Formierungsprozesse

Erneut zurück zu den Daten und deren Interpretation. Man könnte nun bei der Interpretation den Fokus noch mehr ausweiten und das sichtbar werdende ‚Zusammenspiel' der Deutungen in den Blick nehmen und dann aus sozialpsychologischer Perspektive diskutieren, inwieweit die männliche Deutung (Männer stehen im Vordergrund, weil sie wichtiger sind) und die weibliche Deutung (Frauen stehen im Hintergrund, weil Männer so schwach und Frauen so stark sind) als *komplementäre Wirklichkeitsdeutungen* zu begreifen sind, die gut zueinander ‚passen', da sie beiden Seiten erlaubt, die Wirklichkeit so zu akzeptieren, wie sie vorgefunden wird – wobei jeweils die eigene Seite als dominant und die jeweils andere Seite als schwach begriffen werden kann. Eine auf solche Weise ‚ausbalancierte' Deutung kann jedoch nur Bestand haben, solange nicht öffentlich darüber debattiert wird. Hier ließen sich gut *ordnungstheoretische* Überlegungen (vgl. Foucault, 2004) anschließen, also Überlegungen darüber, wie Diskurse beschaffen sein müssen, damit sie nebeneinander bestehen können.

Man kann die hermeneutische Analyse aber noch weiter treiben und den Fokus langsam von dem Subjekt abziehen und auf das Soziale richten – also nicht mehr allein in den Blick nehmen, wie sich die junge Muslima mit anderen kommunikativ ihren Glauben konstruiert, sondern wie es im öffentlichen Raum zur *diskursiven Konstruktion* des Glaubens kommt.

Ein erster Schritt in diese Richtung bestünde darin, die *Denkform,* also die *Logik* der Argumentationsweise der jungen Muslima in den Blick zu nehmen. Tut man dies, betrachtet man also die logische Form des in der Erzählung der Befragten zum Ausdruck kommenden Denkens, dann sieht man schnell, dass der unbefragte Ausgangspunkt der Argumentation der Muslima der Koran und die Hadithe sind und dass von der jungen Frau nur eine *andere Auslegung* des Hadiths erfolgt, welche die gängige Praxis der Geschlechtertrennung beim Beten in einem anderen (wie oben gezeigt: nicht neuen) Licht erscheinen lässt.

Diese Denk- und Argumentationsfigur der jungen Frau nimmt ihren Ausgangspunkt von einer Textbasis, also dem Koran und den Hadithe, als relevante Wirklichkeit. In der Sprache formaler Logik entspräche das der gültigen Regel innerhalb eines Syllogismus (= Obersatz). Strittig ist nicht die Gültigkeit dieser Regel, sondern nur deren Interpretation. Nicht die Textbasis wird verworfen, sondern eine (alte) Interpretation. Strittig ist also, für was diese Textstelle ein Beleg ist, was aus ihr folgt. Die damit verbundene rhetorische Figur lautet in etwa so: „Ich als Interpret/Interpretin sage euch, es steht geschrieben, dass X." Diese Figur unterscheidet sich signifikant von der rhetorischen Figur von charismatischen Erneuerern, die sagen: „Es steht geschrieben, aber ich sage euch anderes und Neues".

Das Spezifische dieser Denkfigur ist, dass eine aktuelle Praxis, die zum Problem geworden ist (also das Hinter-den-Männern-Stehen der Frauen), als zu erklärende Erscheinung angesehen wird, die durch die Neuauslegung der alten verbindlichen Grundlagen (Tradition, Koran etc.) verständlich gemacht werden soll, sodass man schlussendlich weiß, was jetzt und hier der Fall ist und was im Weiteren getan werden soll.

Diese Art des Denkens stellt nicht die religiöse Basis infrage, also den Koran und die Hadithe, sondern interpretiert diese nur anders bzw. in einer anderen Tradition. Der arabische Philosoph Al-Jabri hat in dieser Form des Denkens – durchaus in kritischer Einstellung – die „Struktur der arabischen Vernunft" (4) (Al-Jabri, 2009: 81) gesehen, also das, was für das arabische Denken typisch ist: nämlich, dass empirisch beobachtbare Erscheinungen, so sie fraglich werden, nicht mit neuen Theorien erklärt werden, sondern mit neuen Interpretationen alter Texte. Formallogisch entspricht die Logik des von Al-Jabri kritisierten arabischen Denkens der Logik einer *qualitativen Induktion* (vgl. Reichertz, 2013a), da sie aktuelle Erscheinungen vor dem Hintergrund bekannter Gesetze neu ausdeutet.

Einmal unterstellt, dass diese Hypothese zutrifft (was empirisch zu überprüfen wäre), dass also die Logik des arabischen Denkens der Logik der qualitativen Induktion entspricht und somit keinen Platz für *Abduktionen,* also für die Erfindung neuer Ideen (vgl. ebd.), lässt, dann ist diese Form des arabischen Denkens vor allem auf *Interpretationen* und das Finden neuer Interpretationen ausgerichtet. Angesichts der Vielfalt neuer Handlungsprobleme in einer sich globalisierenden Welt, insbesondere von migrierten gläubigen Muslimen, versagen alte Interpretationen und schaffen Raum für Zweifel. Allerdings richtet sich der Zweifel nicht gegen die alten Texte und die Traditionen, sondern gegen die alten Interpretationen. In den Begriffen der Logik formuliert: Nicht die Regel wird in Zweifel gezogen, sondern die Interpretation dieser Regel.

Der Fall als Ausdruck allgemeiner sozialer Gesetzmäßigkeiten
An dieser Stelle kann man den Denkrahmen noch weiter fassen, kann man also die ‚Kamera' auf ‚Weitwinkel' einstellen, sodass man neben dem anfangs Fokussierten (= logische Form des Interpretierens einer kulturellen Form des Denkens) auf das gesamte Äußerungsfeld, also die jeweilige Herstellung einer *Wissensordnung* (vgl. Stichweh, 2014), von dem das anfangs Untersuchte nur einen Ausschnitt darstellt, in den Blick bekommt. Tut man dies, dann kann man jetzt vergleichen – und zwar nicht nur die besondere Gestalt des Untersuchten, sondern auch die ‚Leistung' des jeweils miteinander Verglichenen. Geht man diesen Weg weiter, entfernt man sich also noch mehr von dem einzelnen, untersuchten Subjekt und dem einzelnen Fall, dann kommt man zu weitreichenden Aussagen, Vergleichen und Bewertungen.

Ein Beispiel für diese Interpretationsbewegung wäre dies: Die beschriebene Denklogik der qualitativen Induktion findet sich nicht nur in der von Al-Jabri kritisierten Form des ‚arabischen Denkens', sondern ist eine spezifische Form der Herstellung von Wissensordnungen ganz allgemein – es ist nämlich die logische Form des *dogmatischen Denkens.*

Dieses Denken, welches für die Erklärung von Neuem immer das ‚Alte Gesetz' oder ‚Das Buch' oder die Autorität oder die Tradition heranzieht, kommt beim Aufbau von zahlreichen Wissensordnungen zum Einsatz. Es findet sich in fast allen religiösen Wissensordnungen, und hier kennzeichnet es vor allem deren fundamentalistischen Ausprägungen (vgl. Roy, 2011), aber es findet sich auch in den Wissensordnungen des Alltags und natürlich ebenfalls in denen der Wissenschaft – in letzterer auch heute immer dann, wenn ein neues, zu erklärendes Phänomen mithilfe der Neuausdeutung der Arbeiten von ‚Säulenheiligen' wie Durkheim, Parsons, Luhmann, Habermas, Marx, Mead, Schütz, Freud, Weber, Foucault etc. erklärt werden soll.

Ist eine solche dogmatische Denkfigur, nämlich die grundsätzliche Infragestellung der Interpretation statt der Regel, einmal in einem sozialen Handlungsfeld etabliert und wesentliches Mittel beim Aufbau einer Wissensordnung, *und* gibt es dort keine von allen anerkannte Autorität für die Interpretation der Regeln, dann ist eine solche religiöse oder säkulare Wissensordnung immer, aber insbesondere in Zeiten des gesellschaftlichen Wandels, anfällig für das Entstehen von Häresien aller Art, also gruppenspezifischen oder individuellen Neuinterpretationen des Alten. Dies vor allem dann, wenn es auch zu der Frage, wer legitimerweise Interpretationen der Ursprungstextes vornehmen kann und darf, ebenfalls keine gültige Interpretation und keinen Konsens gibt.

Wenn die ‚Interpretationsmacht' also nicht mehr an wenige Repräsentanten des Glaubens bzw. der wissenschaftlichen Theorie oder an wenige, speziell dafür ausgebildete Personen gebunden ist, sondern wenn diese Interpretationsmacht jedem einzelnen Gläubigen zugesprochen bzw. von einzelnen Gläubigen in Anspruch genommen wird, dann vermehren sich nicht nur die Interpretationen zwangsläufig.

Eine solche Wissensordnung (Keller und Poferl, 2018) ohne Auslegungsautorität bei gleichzeitig strukturell angelegter Notwendigkeit zur Auslegung könnte man als *diskursive Wissensordnung* und im Fall von Religionen als *diskursive Religion* bezeichnen (vgl. Asad, 2009). Die Besonderheit solcher diskursiver Wissensordnungen wäre es, permanent im öffentlichen Diskurs und im Disput zu stehen und sich im und durch den Diskurs sowie im und durch den Disput weiter zu entwickeln oder anders: Eine solche religiöse wie säkulare Wissensordnung ist immer (wieder) in ihrem Zusammenhalt gefährdet, da sie durch immer wieder neu auftauchende Häresien geprägt ist. Oder dichter: Eine solche Wissensordnung ‚schafft' immer wieder, da sie unabschließbar einen Streit um die richtige bzw. legitime Interpretation und die legitimen Interpretierenden führen muss, aufs Neue ein sich immer weiter ausdifferenzierendes Feld der aufeinander bezogenen Abgrenzungen und Auseinandersetzungen.

Allerdings kann man Wissensordnung entlang des Kriteriums ‚Bedeutung des Diskurses für den Aufbau der Wissensordnung' anordnen. Dann wäre z. B. der Katholizismus sehr viel weniger diskursiv als der Protestantismus oder der Islam, und dann wäre die objektive Hermeneutik mit ihrer starken Kanonisierung und ihrer (diese Kanonisierung sichernden) Gründungsfigur und Auslegungsautorität

(Oevermann) sehr viel weniger diskursiv als zum Beispiel die Grounded Theory, die über keine klare Auslegungsautorität verfügt (ausführlich dazu Reichertz, 2019 und 2021a).

Wie Sie sehen, kann man Interpretationen sehr weit treiben. Nur ein kleiner Teil dieser Interpretationen ist durch die Ausdrucksabsicht der Erzählerin gedeckt. Vieles ist Theorien und deren Kenntnis zu verdanken. Würde man die Befragte mit den einzelnen Interpretationen konfrontieren und fragen, ob sie selbst diese Deutungen teile (also um eine *kommunikative Validierung* bitten), wäre ohne Zweifel zu vielen hier nur angeschnittenen Interpretationen ein deutliches „Nein!" zu hören. Legitim sind solche Deutungen dennoch, da es in der Sozialwissenschaft nicht darum geht, das den Befragten bereits Bewusste lediglich zu verdoppeln und damit eine Alltagserklärung als wissenschaftliche Erklärung auszuflaggen, sondern es geht darum, soziales Handeln deutend zu verstehen und dadurch zu erklären – auch indem man Theorien und Konzepte nutzt, die das Wissen und den Horizont des Einzelnen teils deutlich überschreiten.

Zur Erinnerung: Es ging mir hier nicht darum, die Erzählung der jungen Frau umfassend zu interpretieren, sondern das alleinige Ziel war es, bestimmte Ebenen und Verfahren der Deutung und Interpretation kurz und exemplarisch vorzustellen und anzudeuten. Die jeweils entwickelten Deutungen und Interpretationen sind deshalb nur ein erster und ganz oberflächlicher Durchgang durchs Material. Wollte man diese Deutungen und Interpretationen ernsthaft vertreten, müsste man sie mit erheblich mehr Aufwand und Sorgfalt mit Bezug auf die Besonderheit der Daten ausarbeiten.

Was aber sichtbar geworden sein sollte, das ist die Tatsache, dass ein Verstehen des auf den ersten Blick Unverständlichen kein einfacher Vorgang ist, sondern je nach Perspektive und Objektiv sich sehr unterschiedlich darstellt. Vieles, was vorher wundersam erschien, erscheint jetzt verständlich, sozialen Regeln oder Interessen geschuldet – und anderes erscheint jetzt auf einmal unverständlich. Wie auch immer: sozial und kommunikativ erzeugt sind Verständnis wie Unverständnis auf jeden Fall.

Literatur

Al-Jabri, M. A. (2009). *Kritik der arabischen Vernunft.* Perlen Verlag.

Asad, T. (2009). The idea of an anthropology of Islam. *Journal Qui Parle 17*(2), (Spring/ Summer) 1–30.

Bethmann, S. (2019). *Qualitative Methoden als Problemlöser. Wegweiser für eine analytische Forschungspraxis.* Juventa.

Bohnsack, R. (2014). *Rekonstruktive Sozialforschung*. Leske + Budrich.

Eberle, T. (2000). *Lebensweltanalyse und Handlungstheorie. Beiträge zur verstehenden Soziologie*. UVK.

Forschung. In G. Betz, M. Halatcheva-Trapp, & R. Keller (Hrsg.), Soziologische Experimentalität (S. 274–290). Belz Juventa.

Foucault, M. (2004). *Geschichte der Gouvernementalität* (Bd. 1). Suhrkamp.

Gerlach, J. (2006). *Zwischen Pop und Dschihad. Muslimische Jugendliche in Deutschland*. Links Verlag.

Hitzler, R. (1999). Konsequenzen aus der Situationsdefinition. In R. Hitzler, J. Reichertz, & N. Schröer (Hrsg.), *Hermeneutische Wissenssoziologie* (S. 289–308). UVK.

Hitzler, R., Reichertz, J., & Schröer, N. (Hrsg.). (1999). *Hermeneutische Wissenssoziologie*. UVK.

Hitzler, R., Reichertz, J., & Schröer, N. (Hrsg.). (2019). *Kritik der Hermeneutischen Wissenssoziologie*. Beltz Juventa.

Keller, R. (2005). *Wissenssoziologische Diskursanalyse. Grundlegung eines Forschungsprogramms*. VS-Verlag

Keller, R., & Poferl, A. (Hrsg.). (2018). *Wissenskulturen der Soziologie*. Juventa.

Keller, R., Knoblauch, H., & Reichertz, J. (Hrsg.). (2013). *Kommunikativer Konstruktivismus*. Springer.

Klinkhammer, G. (2013). Transformationen religiöser Kultur: Islam in transkultureller Perspektive. In A. Hepp & A. Lehmann-Wermser (Hrsg.), *Transformationen des Kulturellen* (S. 77–91). Springer.

Klinkhammer, G., H.-L. Frese, A. Satilmis, & T. Seibert. (2011). *Interreligiöse und interkulturelle Dialoge mit MuslimInnen in Deutschland. Eine quantitative und qualitative Studie*. Universität Bremen 2011. http://nbn-resolving.de/urn:nbn:de: gbv:46-00102006-15-. Zugegriffen: 12. Dez. 2015.

Knoblauch, H. (2009). *Populäre Religion*. Campus.

Loer, T. (2021). *Interviews analysieren. Eine Einführung am Beispiel von Forschungsgesprächen mit Hundehaltern*. Springer VS.

Meyer, C., & zu Verl, C. M. (2013). Hermeneutische Praxis. *sozialer sinn, 2*, 207–234.

Oevermann, U. (1993). Die objektive Hermeneutik als unverzichtbare methodologische Grundlage für die Analyse von Subjektivität. In J. Thomas & S. Müller-Doohm (Hrsg.), *„Wirklichkeit" im Deutungsprozeß* (S. 106–189). Suhrkamp.

Reichertz, J. (2013a). *Die Bedeutung der Abduktion in der Sozialforschung. Über die Entdeckung des Neuen* (2. überarbeitet und erheblich erweiterte). Springer.

Reichertz, J. (2013b). *Gemeinsam interpretieren. Die Gruppeninterpretation als kommunikativer Prozess*. Springer.

Reichertz, J. (2016). *Qualitative und interpretative Sozialforschung*. Springer.

Reichertz, J. (2019). Methodenpolizei oder Gütesicherung? Zwei Deutungsmuster im Kampf um die Vorherrschaft in der qualitativen Sozialforschung. [30 Absätze]. *Forum Qualitative Sozialforschung/Forum: Qualitative Social Research, 20*(1), Art. 3. http:// dx.doi.org/10.17169/fqs-20.1.3205. Zugegriffen: 18. März 2019.

Reichertz, J. (2021a). Ordnung hinter der Vielfalt? Versuch, das Muster hinter den Konjunkturen qualitativer Forschung zu finden. In M. Dietrich, I. Leser, K. Mruck, P. S. Ruppel, A. Schwentesius, & R. Vock (Hrsg.), *Begegnen, Bewegen und Synergien stiften* (S. 343–360). Springer.

Reichertz, J. (2021b). „Wer mehr sieht, hat mehr Recht." Über die Notwendigkeit und die Grenzen der Säkularisierung von Forschung. In G. Betz, M. Halatcheva-Trapp, & R. Keller (Hrsg.), *Soziologische Experimentalität* (S. 274–290). Belz Juventa.

Roy, O. (2011). *Heilige Einfalt. Über die politischen Gefahren entwurzelter Religionen.* Siedler.

Schröter, S. (2010). Feministische Re-Interpretationen des Qur'an und der Sunna. In S. Lanwerd & M. Moser (Hrsg.), *Frau – Gender – Queer. Gendertheoretische Ansätze in der Religionswissenschaft* (S. 46–54). Königshausen und Neumann.

Schröter, S. (2013). Herausbildung moderner Geschlechterordnungen in der islamischen Welt. In A. Fahrmeir & A. Imhausen (Hrsg.), *Die Vielfalt normativer Ordnungen. Konflikte und Dynamik in historischer und ethnologischer Perspektive* (S. 275–306). Campus.

Sennett, R. (1995). *Fleisch und Stein. Der Körper und die Stadt in der westlichen Zivilisation.* Suhrkamp.

Soeffner, H.-G. (2004). *Auslegung des Alltags – Der Alltag der Auslegung.* UVK.

Stichweh, R. (2014). Wissensordnungen und Wissensproduktion im 21 Jahrhundert. *Merkur, 4,* 336–344.

Weber, M. (1973). *Gesammelte Aufsätze zur Wissenschaftslehre.* Mohr.

Reichertz, Jo, Univ.-Prof.em. Dr., Kulturwissenschaftliches Institut Essen, Senior Fellow am Kulturwissenschaftlichen Institut Essen (KWI) und Mitglied des Vorstandes, Forschungsbereichsleiter Kommunikationskultur.

Forschungsschwerpunkte: Kommunikationsmacht, Kultur- und Religionssoziologie, Medienanalyse und -nutzung sowie Interpretative Sozialforschung.

Jo.reichertz@kwi-essen.de

Ausgewählte methodologische und methodische Implikationen in der qualitativen Forschung: vier Beispiele

Michael Jonas

Gute empirische Forschung zeichnet sich mitunter dadurch aus, dass in ihr themenbezogen ganz unterschiedliche Methodologien, Methoden und Techniken der qualitativen Sozialforschung angewendet werden, um gesellschaftliche Praxen zu verstehen (Nover, 2020), anstatt auf das Primat eines spezifischen Ansatzes zu setzen. In der Forschungspraxis gilt es gemeinhin als gesichert, dass es die eine in sich homogene Methodologie der qualitativen Sozialforschung nicht gibt. Das Feld der qualitativen Methoden zeichnet sich – wie es Jo Reichertz in Anlehnung an Ludwig Wittgenstein (1958) formuliert hat – gerade nicht „durch klare Grenzen und abgeschlossene Gebiete" (Reichertz, 2007: 197) aus, sondern vielmehr durch „Ähnlichkeiten und Überschneidungen, aber auch Widersprüche und Gegensätze" (ebd., 2016). Prinzipiell möglich ist es folglich, unterschiedliche methodologische Richtungen sowie Methoden und Techniken der qualitativen Sozialforschung miteinander zu kombinieren. Allerdings bedarf es hierzu genauer Kenntnisse der genutzten Methodologien wie auch der genutzten Methoden und Techniken der Datenerzeugung und -auswertung, vor allem um bestimmen zu können, ob sich die betreffende Forschungspraxis noch in den Rahmen der herangezogenen Methodologien bewegt (oder diese begründet verlässt) und ob sowie wie sich die genutzten Methoden und Techniken sinnvoll, d. h. gegenstandsangemessen verknüpfen oder gar integrieren lassen. Mitunter kann es dann auch sinnvoll sein, ursprünglich etwa vorgesehene Erhebungs- und

M. Jonas (✉)
Europa-Universität Viadrina, Frankfurt/Oder, Deutschland
E-Mail: SozMichaelJonas@gmx.at

S. U. Nover (Hrsg.), *Theoriegeleitete Forschungswege in der Pflegewissenschaft 2*, Vallendarer Schriften der Pflegewissenschaft 12, https://doi.org/10.1007/978-3-658-39382-3_3

Methodo-logie	Hermeneu-tische Wissens-soziologie	Grounded Theory ba-sierte Typo-logieentwick-lung	Praxeo-logie/ Praxeo-grafie	Praxeologie/ Praxeografie
Beispiel	Partitur	Typenbil-dung	perspek-tivische Rahmung	Gegenstandsan-gemessenheit der Erhebungstechni-ken
Phäno-menbe-reich	Fairer Handel	Do-it-yourself Urbanism	Ver-kehrs-kreisel-kunst	Pflege

Abb. 1 Methodologien, Beispiele und Phänomenbereiche, eigene Darstellung

Analysemethoden und -techniken in den Hintergrund zu stellen oder gar durch andere ganz zu ersetzen.

Im Anschluss an diese Vorbemerkung werde ich im Folgenden anhand von vier Beispielen aus unterschiedlichen Forschungs- und auch Lehrprojekten fokussierte Einsichten in die Analyse empirischer Phänomene vermitteln. Die Beispiele stehen für unterschiedliche Aspekte methodologisch geleiteter Analysen (Abb. 1).

Beim ersten Beispiel geht es um die Erzeugung einer Partitur im Rahmen einer Videoanalyse, beim zweiten um die Konstruktion von Idealtypen im Rahmen einer Typologiebildung, beim dritten um die Perspektivierung der Forschung im Rahmen einer praxeologischen Analyse und beim vierten um die Gegenstandsangemessenheit der genutzten Datengenerierungstechniken. Die empirischen Phänomene dieser Beispiele entstammen hierbei keinem einzel-nen Bereich, sondern beziehen sich auf den Fairen Handel mit dem globalen Süden (Jonas, 2019b), dem Do-it-yourself Urbanismus (Jonas & Segert, 2019; Jonas et al., 2020; Jonas 2022), der Verkehrskreiselkunst (Jonas, 2019a) sowie der Pflege (Pols, 2005; Pols et al., 2018) und betonen damit, dass die von mir thematisierten Aspekte zwar auch an die Gegebenheiten des jeweils betreffenden empirischen Feldes angepasst werden müssen, im Grundsatz aber in allen empirischen Feldern auf die eine oder andere Weise auftreten können. Die vier Beispiele verorte ich in verschiedene Richtungen der qualitativen Forschung, nämlich der hermeneutischen Wissenssoziologie, der *Grounded Theory* basierten Typologieentwicklung sowie – dies trifft auf die beiden letzten Beispiele zu – der Praxeologie.[1]

1   Videoanalyse und Partitur

"Video data is certainly among the most complex data in social scientific empirical research. It is multi-sensual and sequentially ordered ... Moreover, it represents aspects related to recording activity itself ... Hence, video recording generates and extraordinary abundance of data, confronting the researcher with the problem of data management, retrieval and selection." (Knoblauch et al., 2006: 14).

Videos und Filme sind inzwischen fester Bestandteil sozialwissenschaftlicher Analysen geworden. Im Zuge der Entwicklung einer *visual sociology* hat die Integration visueller Daten eine Art Renaissance erfahren (Burri, 2008). Im deutschsprachigen Raum haben sich vor allem Forschende aus den Diskursräumen der objektiven Hermeneutik, der dokumentarischen Methode und der weiter gefassten Praxeologie sowie der phänomenologischen Wissenssoziologie mit der Analyse *bewegter* Bilder intensiver auseinander gesetzt (Moritz & Corsten, 2018). Das oben genannte Zitat aus der Einleitung des Sammelbandes *"Video Analysis: Methodology and Methods"* markiert hierbei prägnant, mit welchen Herausforderungen Videoanalysen konfrontiert sind.

Grundsätzlich kann die Analyse von Videos auf zweifache Weise eingesetzt werden, nämlich entweder als Bestandteil eines größeren Forschungsvorhabens, in dem auch andere Methoden und Techniken der Sozialforschung zum Zuge kommen (Jonas, 2009, 2014a), oder als primäre Methode (Iedema et al., 2019), bei deren Nutzung es dann beispielsweise darum geht, mithilfe der Einzelfallstudie (Reichertz & Englert, 2011; Jonas et al., 2009) oder mit Hilfe des Vergleichs mehrerer Videofallstudien (Raab, 2008) zu tragfähigen Ergebnissen zu gelangen. Aus der Perspektive einer hermeneutischen Wissenssoziologie geht es aber in beiden Fällen darum, im Sinne einer handlungstheoretisch orientierten Auslegungs- und Deutungslehre den Sinn des untersuchten Phänomens zu analysieren.

---

[1] Für hilfreiche Anregungen danke ich vor allem Marita Kampshoff und Sabine Nover.

Sehen wir im Folgenden von den beiden Fällen ab, in denen Forschende entweder selbst Videos produzieren oder die Herstellungspraxis von Videos *in actu* beforschen, fokussiert die Videoanalyse auf schon vorhandene Beispiele, die natürlich sorgsam, d. h. kriteriengeleitet ausgewählt werden müssen. Sie beschäftigt sich damit mit empirischen Daten, die als quasi authentische Bestandteile sozialer Praxen von Bedeutung sind und die mithilfe einer präzisen Forschungsfrage ausgewertet werden können.

Um zu verdeutlichen, um was es dann hier prinzipiell gehen kann, dient eine Filmsequenz in einem Film von Fairtrade-Österreich, den meine Kollegin Beate Littig und ich in einem Seminar mit Studierenden genutzt und analysiert haben (Jonas et al., 2009), als Beispiel. Hierbei handelt es sich um den etwa fünf Minuten langen, im Jahr 2007 entstandenen Beitrag *Fairtrade – der Film (Für ein paar Cent mehr)*[2], der noch bis ins Jahr 2017 über die angegebene Internetadresse über *Youtube* abgerufen werden konnte (Jonas, 2019b), aber inzwischen als nicht mehr zugänglich gemeldet wird. Ironischerweise werden die folgenden Ausführungen zur Analyse visueller Daten deshalb ohne entsprechendes visuelles Material auskommen. In dem Film werden aber die Menschen in Österreich in ihrer Rolle als verantwortungsvolle Konsument*innen aufgerufen, eine spezifische Verbindung zu den Rohstoffherstellern im Süden zu suchen. Gerahmt von einer fast identischen Anfangs- und Abschlusssequenzfolge wird in dem Film in einer Reihe von Geschichten dokumentarisch erzählt, wie fair gehandelte Rohstoffe und Waren in der südlichen Hemisphäre hergestellt, geerntet, in die nördliche Hemisphäre transportiert, dort meistens weiterverarbeitet, verkauft und schließlich konsumiert werden. In der rahmenden Sequenzfolge wird zuerst eine Bildstrecke eines vermeintlich aus der südlichen Hemisphäre stammenden Jungen gezeigt, der mit ernstem Blick in die (nicht sichtbare) Kamera blickt. Hieran anschließend folgte eine Bildfolge, in der Waren über ein Band laufen und in der das Scannerpiepen hiesiger Supermarktkassen, das den Kaufakt besiegelter Produkte an den Kassen hörbar macht, in Szene gesetzt wird. Im unmittelbaren Anschluss kam wiederum eine Bildstrecke eines vermeintlich in der südlichen Hemisphäre lokalisierten Jungen, dem aber nun ein Lächeln ins Gesicht ‚gezaubert‘ ist (Jonas et al., 2009).

Wie wir aus unserer Wahrnehmung wissen, bestehen Videos zwar aus einer Aneinanderreihung einzelner Bilder. In der hermeneutischen Wissenssoziologie

---

[2] https://www.youtube.com/watch?v=qBhqteDqdHw, abgerufen am 29.05.2017, damals noch funktionsfähig, heute jedoch nicht mehr.

wird aber davon ausgegangen, dass sich laufende Bilder von stehenden Bildern wie Fotos oder Gemälden kategorial unterscheiden. Folglich bestehen Videoanalysen nicht aus der Summe von Einzelbildinterpretationen, sondern zielen darauf, „das eigene der Bewegtbilddarstellung" (Reichertz & Englert, 2011: 17) zu erfassen. Zudem gilt zu berücksichtigen, dass sich Akteure in ihren Handlungen „unentwegt und notwendigerweise auf Handlungstypen, Kommunikationsgattungen, Formate, Rahmen" (ebd.: 23) oder Zeichen und Symbole beziehen, deren Deutung zentrales Ziel der Analysen ist (Soeffner, 2010).

Die Videoanalyse fokussiert deshalb auf die Bedeutungsebene bewusster oder unbewusster Handlungsakte oder so gennanter *moves,* die im und durch das Video audiovisuell aufgeführt werden. Ihr zentrales Problem besteht folglich in einer angemessenen versprachlichten bzw. sprachlichen Deutung der audiovisuell präsentierten Handlungsakte. Wenn wir nun danach fragen, welche weiteren Hilfsmittel – außer dem Video selbst – bei der genannten Deutungsarbeit genutzt werden können, wird in der hermeneutischen Wissenssoziologie mehr oder weniger übereinstimmend die Position vertreten, dass vor allem eine „Vertextungspartitur dabei hilfreich sein [kann; MJ], die Bedeutung zu ermitteln" (Reichertz & Englert, 2011: 25; Raab, 2008; Moritz, 2011).

Mit diesem Vorschlag greift die Analyse auf ein schon lang bewährtes, vor allem in der Musikkomposition entwickeltes Instrument zurück, bei dem es grundsätzlich darum geht, bestimmte Phänomene (wie die Melodien eines Musikstücks) mithilfe einer auch visuellen Darstellung seiner unterschiedlichen Teilaspekte (etwa den unterschiedlichen Stimmen einer Melodie) einer holistischen Deutung zugänglich zu machen. Solche Partituren werden nahe liegender Weise am Anfang von Videoanalysen angefertigt. Sie stellen damit ein wichtiges Hilfsmittel dar, dessen Qualität wesentlich zur Güte der Gesamtanalyse beiträgt. Vor allem deshalb lohnt es sich, beispielhaft auf die Konstruktion dieses Instrumentes genauer einzugehen und andere zentrale Aspekte aus Zeitgründen auszuklammern. Dann stellt sich die Frage, was wir berücksichtigen sollten, wenn wir ein solches Instrument herstellen wollen, was also beispielsweise Äquivalente für die in Musikpartituren enthaltenen Einzelstimmen darstellen können.

Zentraler Aspekt bei der Erstellung solcher Partituren – darüber herrscht Einigkeit – ist, dass es im Fall von Videos grundsätzlich zwei verschiedene Arten von Akteuren gibt, deren Handlungen berücksichtigt werden. Das sind einmal die Akteure vor der Kamera, deren performative Handlungen gezeigt werden. Und das sind die Akteure hinter der Kamera, die das Geschehen rahmen und dabei etwa für eine Betrachterin weitgehend unsichtbar bleiben. Zu berücksichtigen sind demnach einerseits die im Video dargestellten Handlungen und Verhaltensweisen, also etwa deren Gestik, Mimik und sprachlichen Äußerungen, sowie die hierbei genutzten Artefakte (wie Kleidung) und sozioräumlichen Kontexte. Andererseits gilt es, die Handlungen hinter der Kamera zu fokussieren, wie etwa und vor allem die Kameraführung und -einstellung, die Auswahl und Ausgestaltung der Bildausschnitte, Art und Tempo der Filmschnitte oder auch die Kommentierung des Abgebildeten durch Grafiken, Musik oder Sprecherpositionen.

Das ausschnittartige Beispiel, das in der Abbildung (s. u.) enthalten ist, gibt einen Einblick in die Gestaltung und Schreibweise solcher Partituren. Ohne hier im Detail auf das Beispiel einzugehen, wird deutlich, dass in solchen Partituren jeweils versucht wird, das audiovisuelle Geschehen vor und hinter der Kamera in spezifische, sinnvolle und zeitlich begrenzte Sequenzen zu unterteilen. Diese werden dann mithilfe unterschiedlicher Aspekte deskriptiv analytisch charakterisiert. Auf diese Weise wird eine Art Feldprotokoll erzeugt, das anschließend in der weiteren Deutungsarbeit genutzt werden kann. Partituren halten gewissermaßen das an, was im Video flüchtig ist, und machen diese Flüchtigkeit in ihrem zeitlichen Ablauf sichtbar (Lehn, 2014) (Abb. 2).

Nr.	Zeit	Haupt-akteure	Gespro-chene Worte	Ge-räusche	Musik	Visuelle Daten	Kamera-führung	Schnitt	Themat. Aspekte
1	0:00 – 0:01	-	-	-	-	Einblendung der Worte „Fairtrade Österreich" in weiß auf schwarzem Hintergrund in Bildecke links oben; links Hintergrund: 2 Getränke-Tetrapacks (Pfanner) mit Fairtrade-Logo; Mitte und Vordergrund: Kleine Glasflasche mit dunkelrotem Inhalt, orangem Etikett (…)	-	-	-
2	0:02 – 0:03	Kind	-	Krah krah (Vogel); Elektronischer Pieps (Sekunde 3)	-	Kind (schwarze Haare, schwarze Augen, dunkle Haut, leicht rosa Lippen, weißes T-Shirt, Goldkette) rechts von der Mitte im Bild; Schatten des Kindes; Hintergrund: rechts Holzstangen, links Steinmauer mit vielen Rissen. Blick direkt in die Kamera, Kopf leicht nach unten geneigt, dann Blick leicht hinauf, Augen weit auf, Mund geschlossen. Bei Sekunde 3 zieht Kind Mundwinkel zu einem Lächeln nach oben.	Kamerablick frontal, aber nach links und rechts wackelnd;	Einblenden	Farben und Ethnizität; Schnitt-blenden als Wechsel zwischen den Kontinenten (…); Blicke und Autorität

Abb. 2 Exemplarischer Ausschnitt aus einer Videopartitur, eigene Darstellung, aus: Jonas et al. (2009)

Hierbei hat es in den vergangenen Jahren sowohl eine erhebliche Weiterentwicklung als auch eine Kanonisierung von Partiturschreibweisen gegeben, die vor allem auch durch die Entwicklung von computergestützten Notations- und Videoanalyseprogrammen profitiert haben. Letztendlich gibt es aber keinen Königsweg zur Erstellung und kein ideales Format einer Partitur. Vielmehr ist es geraten, die genaue Aufgliederung und Schreibweise der Partitur nach den Erfordernissen des jeweiligen Videos einerseits und des jeweiligen Analysefokus andererseits auszurichten. Zu berücksichtigen gilt es, dass Partituren nicht nur der Datenfixierung dienen. Sie stellen vielmehr wie alle Datenaufbereitungen allein schon durch die jeweilige Schreibweise oder die jeweils zugrunde liegenden Sequenzkodierungen immer auch Analysen dar. Von daher sollten sie vor allem die zentralen Bedeutungseinheiten, also die genannten Handlungsvollzüge oder *moves,* enthalten, wie etwa das inszenierte Lächeln des Jungen in dem besagten Fairtrade-Film, das dem Piepen einer Scannerkasse folgt.

Partituren, so lässt sich zusammenfassen, erlauben damit erstens eine gegliederte Rekonstruktion der Simultanität sowie der zeitlichen Abfolge der dokumentierten Handlungsaspekte. Und zweitens ermahnen und ermuntern sie zu einer strukturierten Deutungsarbeit (Raab, 2008: 162), wobei Partitur und Video für die Analyse gleich relevant sind. Der besondere Wert der Partitur für den Analyseprozess liegt aber ohne Zweifel in seinem Charakter als Feldprotokoll, das immer neu befragt, verschriftlicht bzw. ergänzt wird. Die Partitur ist, wie gesagt, demnach nicht nur ein Akt der Verschriftlichung, sondern immer zugleich auch ein Akt der Ausdeutung. „Fixierung und Interpretation sind untrennbar miteinander verwoben" (Reichertz & Englert, 2011: 33). Gerade deshalb werden sowohl Video als auch Partitur in einem hermeneutischen Deutungsprozess so lange interpretiert und die Partitur erneut kodiert, bis am Ende eine überzeugende Sinnfigur ermittelt wird.

2   Typologisierung

Nach Max Weber gewinnt man einen Idealtypus durch eine „einseitige Steigerung eines oder einiger Gesichtspunkte und durch Zusammenschluss einer Fülle von diffus und diskret, hier mehr, dort weniger, stellenweise gar nicht vorhandenen Einzelerscheinungen, die sich jenen einseitig herausgehobenen Gesichtspunkten fügen, zu einem in sich einheitlichen Gedankengebilde" (Weber, 1904/1988: 191).

Wie sich am Max Weber-Zitat ersehen lässt, geht es im zweiten Beispiel um Aspekte der Typenbildung. Als Hintergrund dient hier eine an die *Grounded*

Theory (Strauss & Corbin, 1990) angelehnte Methode der Typenbildung nach Udo Kelle und Susann Kluge (2010), und nicht – wie im ersten Beispiel – ein spezifisches Analyseinstrument, das aus einer hermeneutisch-wissenssoziologischen Perspektive betrachtet wurde. Im Vergleich zum ersten Beispiel weist das zweite zudem einen weiteren Unterschied auf: Während im ersten Beispiel inhaltliche Aspekte des Forschungsgegenstandes einen eher illustrativen Charakter einnahmen, spielen sie in diesem Beispiel eine ungleich größere Rolle.

Die Typenbildung ist kein neuartiges Verfahren der empirischen Sozialforschung, sondern reicht, darauf macht das Max Weber-Zitat aufmerksam, in die Entstehungsphase der Soziologie zurück. Neben Webers sogenannter Handlungstypologie (1921/1972) als Beispiel eines soziologischen Forschungsinstruments hat insbesondere Alfred Schütz' Charakterisierung des Alltagsverstehens als Typisierungsvorgang (1974) eine starke Resonanz erfahren. Sieht man von den vor allem an Schütz anschließenden hermeneutischen Methodologieentwicklungen ab (etwa: Soeffner, 1989; Honer, 2011; Hitzler & Honer, 1997), werden Verfahren der Typenbildung im besonderen Maße in der an Weber ansetzenden Forschung (Gerhardt, 2001), in der dokumentarischen Methode (Bohnsack, 2017) und in der *Grounded Theory* basierten Sozialforschung eingesetzt. Das Max Weber-Zitat macht darauf aufmerksam, dass eine Typisierung grundsätzlich als Ergebnis eines Gruppierungsprozesses verstanden wird, bei dem, wie es Kluge und Kelle ausdrücken, „ein Objektbereich anhand eines oder mehrerer Merkmale zu Gruppen bzw. zu Typen eingeteilt wird…, so dass sich die Elemente innerhalb eines Typus möglichst ähnlich sind (*interne Homogenität* auf der ‚Ebene des Typus') und sich die Typen voneinander möglichst stark unterscheiden (*externe Heterogenität* auf der Ebene der Typologie)" (Kelle & Kluge, 2010: 85).

Mit dem Begriff des Typus werden folglich spezifische Teilgruppen eines Untersuchungsbereiches bezeichnet, die solche gemeinsamen Merkmale aufweisen, die es erlauben, diese idealtypisch zu beschreiben *und* – im Rahmen einer Typologisierung – von anderen Typen abzugrenzen. Genau auf einen der beiden genannten Aspekte, nämlich der Nutzung solcher zur Typenbildung notwendigen Merkmale, will ich im Folgenden fokussieren. Aus Darstellungsgründen konzentriere ich mich hierbei auf das zentrale Merkmal oder die zentrale Kategorie und lasse andere, ebenfalls bei der Typenbildung genutzten Merkmale unberücksichtigt.

Ich greife bei diesem Beispiel auf empirische Daten zu, die Kolleginnen und ich in einem Forschungsprojekt erhoben und analysiert haben.[3] Im Kern geht es in diesem Projekt darum, zusammen mit Praxispartner*innen das Wandlungs- oder Veränderungspotenzial des Reparierens und Selbermachens im öffentlichen oder halböffentlichen urbanen Raum im Hinblick auf eine nachhaltige Stadtentwicklung herauszuarbeiten. Hierbei beziehe ich mich auf Daten, die im Verlauf von Dokumentenanalysen, Bezirksbegehungen, unterschiedlichen Formen der Beobachtung, Fotografien, Experteninterviews (Meuser & Nagel, 2002a, 2002b) und so genannten Kurzgesprächen (Jonas & Segert, 2019; Jonas, 2022) generiert wurden, um einen Überblick über das jeweilige Akteursfeld in zwei Wiener Bezirken (Neubau und Ottakring) zu erlangen.

Im Zuge einer durch theoretisches Sampling basierten Datengenerierung haben wir eine Vielzahl von Interviews, Kurzgesprächen, und Beobachtungen geführt sowie hunderte von Fotodokumenten erstellt und die hier generierten Daten für die Typisierung von Phänomenen des *Repair & Do-It-Yourself Urbanism* genutzt. Das macht darauf aufmerksam, dass wir nicht eine Typisierung unserer Gesprächspartner*innen durchführten, sondern wir nutzten die Daten, um eine Art Typologie vorhandener *Phänomene* des Reparierens und Selbermachens in den beiden Bezirken zu entwickeln. Im Fokus dieser Erhebungen steht eine breite Spanne von Fallbeispielen im öffentlichen bzw. halböffentlichen Raum, die von gewerblichen Reparaturbetrieben, Do-it-yourself-Kursanbieter*innen, offenen Werkstätten über nicht-gewerbliche Reparaturcafés, Leihläden, Tauschboxen und Bürgerinitiativen, bis hin zu arbeitsmarkt-politisch subventionierten Organisationen, Nachbarschaftszentren karitativer Organisationen sogenannten Mädchencafés und interkulturellen Theaterprojekten sowie Straßenfesten reicht. Zentrale Erkenntnis dieses Datengenerierungs-prozesses ist, dass sich unsere Fallbeispiele bezogen auf die in ihnen entfalteten Aktivitäten vor allem in Bezug auf das Wirken einer allgemein gefassten Inter-aktionslogik miteinander in Beziehung setzen und voneinander abgrenzen

---

[3] Hierbei handelt es sich um das Konsortialprojekt "*Repair & Do-It-Yourself Urbanism*", das im Rahmen des österreichischen Förderprogrammes ‚Stadt der Zukunft' vom Bundes-ministerium für Klimaschutz, Umwelt, Energie, Mobilität, Innovation und Technologie (BMK) (FFG-Förderkennzeichen 11145011) über eine Laufzeit von drei Jahren bis Ende 2020 gefördert wurde. Stadt der Zukunft ist ein Forschungs- und Technologieprogramm des BMK. Es wird im Auftrag des BMVIT von der Österreichischen Forschungs-förderungsgesellschaft gemeinsam mit der Austria Wirtschaftsservice Gesellschaft mbH und der Österreichischen Gesellschaft für Umwelt und Technik ÖGUT abgewickelt.

Interaktions-logik	der öffentlichen Präsentation	der politischen Entscheidung	der privaten Selbstverwirklichung	des ökonomischen Wirtschaftens
Gesellschaftliche Sphäre	Öffentliche Sphäre	Sphäre der Politik und der Verwaltung	Privatsphäre	ökonomische Sphäre

Abb. 3 Interaktionslogiken, Leitorientierungen, gesellschaftliche Sphären, eigene Darstellung

lassen. Diese drückt sich aber nicht in einer in sich homogenen Weise, sondern in unterschiedlichen Modi aus, die sich als solche der öffentlichen Präsentation, der politischen Entscheidung, der privaten Selbstverwirklichung und des ökonomischen Wirtschaftens benennen lassen (Jonas 2022) (Abb. 3).

Aus der interaktionslogikorientierten Analyse der Fallbeispiele haben wir dann einzelfallbezogen sowie fallvergleichend unterschiedliche Typen von Phänomenen des Reparierens und Selbermachens entwickelt und diese Typen zur besseren Veranschaulichung unterschiedlichen gesellschaftlichen Sphären, nämlich der Sphäre der Öffentlichkeit, der Sphäre der Politik und Verwaltung, der Sphäre des Privaten und der ökonomischen Sphäre zugeordnet.

Die zentrale Erkenntnis dieses Analyseprozesses ist, dass sich die unterschiedlichen Typen sowie die ihnen zugrunde liegenden Fallbeispiele nicht einer Interaktionslogik und somit einer gesellschaftlichen Sphäre zurechnen lassen, sondern in der Regel mindestens zwei Logiken und Sphären relevant sind. Exemplarisch lässt sich dies an einem der Typen verdeutlichen, den wir *Privatinitiative zur gemeinnützigen Raumumnutzung* genannt haben. Unter diesen Typ fallen Beispiele wie etwa offene Bücherschränke, Tauschboxen, Materialkojen oder Leihläden (Abb. 4).

Das charakteristische Merkmal dieses Typs ist, dass die Aktivitäten grundlegend darauf ausgerichtet sind, öffentliche oder private Räume einer gemeinwohlorientierten (Um-)Nutzung zugänglich zu machen. Allen Fallbeispielen dieses Typs ist gemeinsam, dass sie durch Privatpersonen ehrenamtlich initiiert wurden und durch sie aufrechterhalten werden. Hierbei werden nicht nur öffentliche Straßenräume für völlig neue geteilte Nutzungsformen umgestaltet (Bücherschrank). Aus einem Mangel an nutzbarem öffentlichem Raum werden

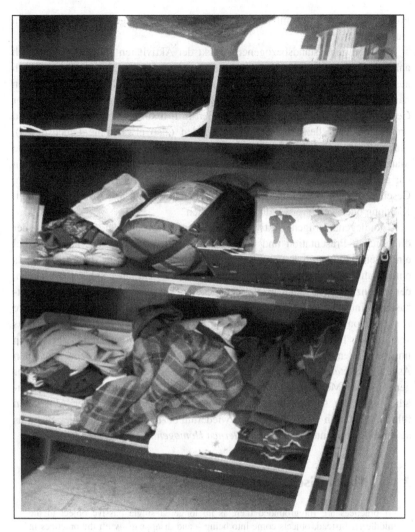

Abb. 4 Fallbeispiel Tauschbox des Typus *Privatinitiative zur gemeinnützigen Raumumnutzung* (© Michael Jonas)

auch private Räume wie Hauseingänge oder Leerstände für die öffentliche oder zumindest für eine kollektive Nutzung geöffnet, wobei gewinnorientierte sowie einflusssteigernde Aspekte (aus der ökonomischen Sphäre oder der Sphäre der

Politik und Verwaltung) im Vergleich zu anderen von uns gebildeten Typen kaum eine Rolle spielen.

Was den gegenstandsbezogenen Aspekt der Aktivitäten anbelangt, zeigt sich anhand der Fallbeispiele, dass diese sehr heterogen und zugleich sehr spezifisch ausfallen können: Bücherschränke fokussieren eben nur auf Bücher, Tauschboxen nur auf solche gebrauchstauglichen Gegenstände wie Kleidung, Spielzeug oder Geschirr, die in die unterschiedlich großen Ein- und Ausgabefächer passen und problemlos zwischengelagert werden können (also etwa keine Lebensmittel), Materialkojen oder -lager nur auf wiederverwendbare, durchaus mannigfaltige Materialien wie Knöpfe, Holzstücke, Farb-, Stoff- oder Papierreste, Leihläden nur auf nachgefragte Gebrauchsgegenstände wie Werkzeug, Campingutensilien, Gesellschaftsspiele und Fahrräder, aber eben nicht auf Bücher, Lebensmittel, Kleidung oder weiterverwendbare Materialien.

Grundlegend folgen Aktivitäten dieses Typs den beiden Logiken der öffentlichen Präsentation und der privaten Selbstverwirklichung mit dem Ziel einer gemeinnützigen Raumumnutzung. Deshalb können wir diesen Typus als einen wahren Grenzgänger zwischen privater und öffentlicher Sphäre bezeichnen, der potenziell aber auch weitreichende Aspekte kommerzieller oder macht-basierter Interaktionslogiken in sich aufnehmen kann. Genau aber die genannte Kombination der beiden Interaktionslogiken ist es, die einerseits diesen Typus von anderen Typen unserer Forschung und den ihnen zuordenbaren Fallbeispielen im besonderen Maße unterscheidet (das bezieht sich auf den oben genannten Aspekt der *externen Heterogenität*), und andererseits zur Ausbildung spezifischer gemeinsamer Merkmale vor allem der genannten starken Relevanz von Ehren-arbeit und der spezifischen sachlich-materiellen Ausrichtung der Aktivitäten führen, die diesen Typus prägen (das wiederum bezieht sich auf den hier ebenfalls als wichtig genannten Aspekt der *internen Homogenität*).

3   Theoretische Perspektivierung

"If practices are foregrounded there is no longer a single passive object in the middle … Instead, objects come into being – and disappear – with the practices in which they are manipulated. And since the object of manipulation tends to differ from one practice to another, reality multiplies" (Mol, 2002: 5) "Beyond the praxiographic turn, the relation between objects is not hidden in the order of things, but enacted in complex practices." (ebd.: 150)

Kommen wir nun zum dritten Beispiel. Hier geht es allgemein um die Perspektivierung der Analyse, die vergleichbar zur andiskutierten Relevanz spezifischer Instrumente oder zur Nutzungsweise spezifischer Verfahren für Analysen, welcher Methodologie auch immer, ebenfalls von zentraler Bedeutung ist (Strübing et al., 2018). Von den beiden zuvor gebrachten Beispielen unterscheidet sich dieses dritte Beispiel erstens durch eine methodologische Verortung in die Praxeologie, das zweitens sich weder auf ein Instrument noch auf ein Verfahren sondern auf den allgemeinen Aspekt der Charakterisierung der gewählten analytischen Sichtweise bezieht und bei dem drittens die generierten Daten eine besonders große Relevanz von mir in der exemplarischen Darstellung eingeräumt bekommen. Mit der Benennung dieser Abgrenzungen zwischen den von mir gebrachten Beispielen ist in diesem Zusammenhang keineswegs die Annahme verbunden, dass die genannten Unterschiede sich geradezu zwingend aus den Beispielen ergeben. Diese Abgrenzungen machen vielmehr auf die Vielfalt von Möglichkeiten aufmerksam, mit denen Zusammenhänge zwischen Analysen und Methodologien thematisiert werden können.

Nach diesen Vorbemerkungen bietet das folgende Foto einen Einblick, um welches empirische Phänomen es im Folgenden geht (Abb. 5).

Zu sehen ist ein großer Teil des gestalteten Innenraums eines Kreisverkehrs vor dem Hintergrund mehrerer an den Kreisverkehr angrenzenden Gebäude. Im Innenraum sichtbar ist eine spezifische Anordnung einer (wohl) auf einem Sockel platzierten Skulptur, mehrere strauchartige Pflanzen (mit eher dunklen Blättern) samt dazugehörigen rostigen nur partiell sichtbaren Pflanztrögen, grauer grober Kieselschotter mit darauf wachsenden Pflanzen und – etwas aus der Reihe tanzend in der Mitte – ein metallener Beleuchtungspfahl, dessen nicht sichtbare Lichtquelle bei Dunkelheit das Innere erhellt.

Es geht hier folglich um die Inszenierung von Kreisverkehrskunst, die aus der Sicht von Automobilist*innen gezeigt wird, die sich gerade mit einem Vehikel im Kreisverkehr bewegen und dabei, könnte man sagen, schnappschussartig einen kurzen Blick ins Kreiselinnere werfen. Dabei führt die schnappschussartige Fotografie zwar einerseits in das betreffende Phänomen ein. Andererseits versetzt ihr Anblick etwa eine Rezipientin zugleich in eine Art Ratlosigkeit, weil das Gezeigte (auf dem Foto) es schwer macht, das Phänomen zu erfassen. Dieser Eindruck ist allerdings nicht nur ein Resultat der betreffenden Fotografie, sondern er steht im Einklang mit der Mehrheit der Alltagswahrnehmungen jener Rezipierenden, die als Einheimische oder Fremde sowie mobile oder immobile Betrachter*innen die intendierten Sinnschichten dieser Installation entweder ausblenden oder nicht im Sinne der geplanten Konzeption deuten können. Nur in seltenen Fällen treten Rezipierende in eine ästhetische Atmosphäre (Böhme, 2013) ein, die als „geteilte Wirklichkeit des Wahrnehmenden und des Wahrgenommenen" (ebd.: 34) begriffen werden kann. Dann werden aber vornehmlich

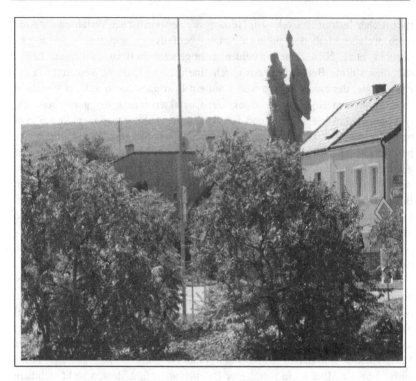

Abb. 5 Gestalteter Innenraum eines Verkehrskreisels (© Michael Jonas)

sowohl emotionale als auch kognitive Irritationen der Befremdung ausgelöst. In diesen Fällen erfahren Rezipierende das Kunstwerk in der Regel nicht als die eigentlich intendierte Inszenierung eines katholischen Heiligen (St. Florian), der ein ihn umgebendes Feuer löscht, sondern als Irritation, die sich in der Spannbreite missglückter Ästhetik bis zur Erfahrung von Situationen bewegt, in der sich ein Krieger vor Fremden oder etwas Bedrohlichen versteckt oder verschanzt.

Der betreffenden Forschung (Jonas, 2019a) liegt die Beobachtung zugrunde, dass die massive Ausbreitung von Kreisverkehren von einer ebensolchen Ausbreitung der oft künstlerischen Gestaltung der Innenflächen von Kreisverkehren verbunden ist, die in vielen Städten und Gemeinden im Sinne eines *community branding* eingesetzt wird. In den vergangenen Jahren ist demnach in vielen europäischen Regionen ein neuartiger quasi-öffentlicher Raum entstanden, in dem Marketing betrieben und Kunstobjekte installiert sowie wahrgenommen werden. Die Forschung fokussiert folglich auf die allgemeinen Fragestellungen, ob und unter welchen Bedingungen die Inszenierung von Verkehrskreiselkunst sinnvoll mit solchen Marketingstrategien verbunden werden kann. Sie beantwortet diese mithilfe eines Einzelfalls, der exemplarisch für ein Scheitern solcher Vorhaben steht, weil es hier weder der betreffenden Kunstinstallation im intendierten Sinne der Erzeugenden gelingt, ihren kontextspezifischen Inhalt zu vermitteln, noch von einem positiven, in der Planung intendierten *branding*-Effekt gesprochen werden kann. Anknüpfend an die eingangs gebrachten Zitate von Annemarie Mol geht es in der betreffenden praxeologischen Forschung dann darum, die Praktiken herauszuarbeiten und zu analysieren, die mit dieser Inszenierung von Verkehrskreiselkunst verbunden sind und die, ganz allgemein, als *nexi of doings and sayings* (Schatzki, 1996) gefasst werden.

Unter den Begriff der Praxeologie fällt in diesem Zusammenhang eine Reihe von durchaus unterschiedlichen Ansätzen wie etwa und vor allem die allgemein praxistheoretisch basierte empirische Forschung in der Soziologie (Reckwitz, 2002a, 2002b; Jonas, 2014b; Jonas et al. 2017a; Schmidt, 2012), die analytische Ethnografie (Breidenstein et al., 2011; Hirschauer, 1999), die praxeologische Wissenssoziologie (Bohnsack, 2017) oder die Praxeografie (de Lait, 2017; Mol, 2002, 2007), deren Ähnlichkeiten darin liegen, dass sie ihre Forschung explizit im Spannungsfeld zwischen praxistheoretischen Ansätzen und Konzepten, Methodologien und Methoden sowie den Beschaffenheiten und Anforderungen der gesellschaftlichen Praxis (Hirschauer, 2008; Jonas et al. 2017b) aufspannen.

Das von mir thematisierte Beispiel lässt sich der praxeologischen Variante der Praxeografie zuordnen, der es etwa im Vergleich zu ihrer Schwester, der analytischen Ethnografie, nicht allein um jene „Sinnschichten sozialer Praktiken" (Breidenstein et al., 2011: 33) geht, die primär im impliziten Wissen der Teilnehmenden lokalisiert werden können (ebd.), sondern um jene Sinnschichten, in die die Aktivitäten *aller* involvierten menschlichen und nichtmenschlichen Akteure eingebettet sind, die in der Inszenierung eines Phänomens beteiligt sind. Gerade hierauf verweisen die eingangs gebrachten Zitate von Annemarie Mol.

Vor dem Hintergrund dieser Ausführungen lässt sich auch der perspektivische Rahmen näher charakterisieren, der die betreffende Analyse prägt. Der Gebrauch theoretischer Konzepte zeichnet sich ganz im Sinne Herbert Blumers (1954: 7) durch einen sensibilisierenden Charakter aus. Vergleichbar zur analytischen Ethnografie (Breidenstein et al., 2011) gilt auch hier sowohl das Primat der Feldforschung als auch ein spezifischer Methodenopportunismus: Der Einsatz der genutzten Methoden und Techniken orientiert sich an den Erfordernissen der Praxis und bricht dabei mit einem strengen Methodenkonzept im Sinne eines zu befolgenden Regelwerkes. Datengenerierung wie -analyse beinhalten deshalb ganz

unterschiedliche Daten, die in Beobachtungstrips, autoethnografischer sowie teilnehmender Beobachtung von Automobilist*innen, Besuchen von Veranstaltungen,
Feldgesprächen und Interviews bis hin zu Pressedokumentationen, umfangreichen
Verwaltungsdokumenten, Internetrecherchen, Fotografien und Videos gesammelt
oder generiert und ausgewertet wurden. Der besagte perspektivische Rahmen wird
demnach weder vorab auf theoretischer, noch auf methodischer Ebene fixiert,
sondern wird erst im Verlauf der Forschung konturiert (Jonas, 2014a).

Bezogen auf das genannte Beispiel bedeutet dies, dass die Analyse in
einem ersten Schritt auf all jene Praktiken fokussiert, die in der betreffenden
Inszenierung zum Tragen kommen, und in einem zweiten Schritt nach den
Wechselwirkungen zwischen den unterschiedlichen Praktiken fragt, um einen
umfassenden Einblick in diese Inszenierung herauszuarbeiten. Fokussieren lassen
sich folglich jene Praktiken, in denen Menschen entweder wie im gezeigten Beispiel das Kunstwerk umfahren und es dabei in irgendeiner Weise in einer sehr
kurzen Zeitspanne wahrnehmen oder die sich nahe dem betreffenden Kreisverkehr
aufhalten und damit prinzipiell zeitlich länger die betreffende Installation wahrnehmen können. In den Blick genommen werden aber auch all jene Praktiken, die
die Planung, den Entwurf, die Implementation bis hin zur Einweihung des Verkehrskreisels wie des im Innenraum installierten Kunstwerkes betreffen. Analysiert werden schließlich auch all jene Aktivitäten, die von dem installierten
Kunstwerk selbst ausgehen und die sich gerade im hier thematisierten Fall nicht
nur dadurch auszeichnen, dass die Wahrnehmung der Kreiselkunst durch äußere
Umstände wie etwa unterschiedliche Wetterlagen beeinflusst wird. Vielmehr
ist das Kunstwerk selbst nichts Fixes. Seine Komponenten sind im Verlauf des
Jahres in unterschiedlicher Weise Wandlungsprozessen ausgesetzt, die seine Ver-
mittlungsaktivitäten maßgeblich prägen. Die Analyse der unterschiedlichen
Praktiken und ihrer Wechselbeziehungen wird dabei in einem kaleidoskopischen
Verfahren solange durchgeführt, bis eine überzeugende Sinnfigur des untersuchten
Phänomens formuliert werden kann (Jonas, 2019a).

4   Gegenstandsangemessenheit der Erhebungsmethoden und -techniken

"There is, in short, much more to conversation than speech, and much more to
speech than the transmittal of information" (Taylor, 2010: 46)

Die bisher erörterten Aspekte beziehen sich auf die Entwicklung und Nutzung eines
Auswertungstools (Partitur), den Einsatz eines Analyseverfahrens (Typologisierung)

sowie der Entwicklung und Anpassung einer forschungsleitenden Sichtweise (Perspektivierung). Sie betreffen folglich Arbeitsprozesse qualitativer Forschung, die nach der Datengenerierung (Law, 2004) einsetzen, nicht aber Aspekte, die in deren Verläufen auftreten. Da die Datengenerierung in ihrer Relevanz für die Qualität qualitativer Sozialforschung einen ebenfalls hohen Stellenwert hat, geht es im nun folgenden vierten Beispiel um Fragestellungen, die genau hier auftreten können.

Aus der Vielzahl an möglichen Aspekten, die hier zum Tragen kommen können, fokussiere ich auf eine im Forschungsalltag durchaus übliche Problematik, die sich auf die Angemessenheit der Datengenerierungstechniken bezieht, die im Forschungsprozess eingesetzt werden (sollen). Exemplarisch greife ich hierzu auf Forschung (Mol, 2002, 2006; Pols, 2010; Pols et al., 2018; Taylor, 2010) zu, die in der zuvor vorgestellten praxeologischen Perspektive zu Problemstellungen der Pflege, Medizin und Gesundheit erarbeitet wurde (Jonas, 2020).

Am Beispiel einer Studie von Jeannette Pols (2005) thematisiere ich in diesem letzten Beispiel die in Forschungsprozessen oft auftretende Problematik, dass die eigentlich vorgesehenen Erhebungsmethoden und -techniken sich in ihrer Anwendung als nicht gegenstandsangemessen erweisen. Sie sind folglich weder in der Lage, eine angemessene, verantwortungsvolle und wertschätzende Kommunikation zwischen den beforschten Menschen und der forschenden Person zu gewährleisten, noch sind sie in der Lage, die anvisierten wissenschaftlichen Fragestellungen adäquat zu beantworten. Um das für qualitative Forschung zentrale Gütekriterium der Gegenstandsangemessenheit erfüllen zu können, bedarf es deshalb nicht erst in den späten Phasen eines Forschungsprozesses einer kritischen Selbstreflexion der am Forschungsprozess beteiligten Wissenschaftler*innen, sondern einer schon frühzeitig initiierten sowie temporär immer wieder neu aktivierten Infragestellung des eigenen Tuns. Erst dies ermöglicht es, schon in frühen Phasen der Forschung ursprünglich geplante Methoden und Techniken der Datengenerierung zu hinterfragen und mitunter die eigentlich vorgesehenen Methoden und Techniken durch andere, gegenstandsangemessene zu ersetzen. Genau um diesen Aspekt geht es nun abschließend.

Pols ursprüngliche Zielsetzung in ihrer schon genannten Studie (2005) im Bereich der Langzeitpflege und -fürsorge psychisch erkrankter Menschen *(long-term mental health care)* in Holland war es, fundierte Aussagen über die Perspektiven von Patient*innen herauszuarbeiten. Bei den betreffenden Patient*innen handelte es sich um meist ältere Menschen, die entweder für lange Zeiträume in Stationen entsprechender Kliniken untergebracht waren oder in betreuten Wohngemeinschaften außerhalb von Kliniken lebten. Pols verstand ‚Patientenperspektive' in diesem Zusammenhang als Summe der Repräsentationen der beforschten Menschen, die diese über ihre Erfahrungen und ihre Situation sprachlich äußerten.

Folglich, so die Autorin, und auch wegen drittmittelbedingter Budgetbeschränkungen, war die Studie ursprünglich so konzipiert, vor allem mithilfe qualitativer Interviews die Repräsentationen der Patient*innen zu erfragen und zu erheben, hierbei in Kauf nehmend, dass es damit unmöglich wurde, Zugang zu den Perspektiven jener zu gewinnen, die sich aufgrund ihrer körperlichen und psychischen Verfassung nicht mehr verbal äußern konnten. Vor allem die Erhebungen in Wohngemeinschaften, in denen Menschen lebten, für die verbale wechselseitige Kommunikation noch wesentlich war, sollten es ermöglichen, die anvisierten Aussagen zur Patientenperspektive zu generieren, schienen sie doch einen sinnvollen Einsatz des qualitativen Interviews zu gewährleisten. Allerdings waren die Ergebnisse ernüchternd. Aussagen über die Patientenperspektive ließen sich anschließend nicht treffen:

> "This resulted in a strange group of interviews. I could hardly use these interviews to quote the patient's perspectives on living in a residential home, or on the care they received, because these topics were scarcely mentioned in the transcripts" (ebd.: 207).

Als Ursache hierfür machte Pols weder ihr eigenes Auftreten als Forscherin noch die befragten Menschen aus, sondern die Technik des Interviewens selbst, die die Befragten zwangsläufig in eine (künstliche) Situation versetzte, in der das Gesagte (wie üblich) aufgenommen wurde, was diese aber als hochgradig unangenehm empfanden. Diese in der Interviewsituation hier generierten negativen Gefühle bei den Befragten sind es, so Pols, die die sonst nutzbaren Stärken der Interviewmethode in der Motivation etwa in der Vermittlung von Erzählanreizen (Lamnek & Krell, 2016) nicht anwendbar machen ließen und folglich dazu führten, dass gerade keine Repräsentationen des Erlebens und Erfahrens geäußert wurden, die für die Analyse der besagten Patientenperspektive notwendig gewesen wären.

Dies änderte sich erst, als Pols Beobachtungen mit interviewartigen Gesprächen ersetzte, die zudem nicht aufgenommen wurden. Die hier erzeugten Daten enthielten eine Vielzahl von Positionierungen der beforschten Patient*innen, die sich etwa kritisierend auf die Medikation oder überhaupt auf die Wohnsituation bezogen. Zur Überprüfung der Nutzbarkeit dieser Daten führte Pols zusätzliche Beobachtungen von Alltagssituationen durch. Diese Alltagssituationen bestätigten auf den ersten Blick die negativen Einschätzungen, die in den Interviews enthalten waren. Diesbezügliche Gespräche zwischen Patient*innen beinhalteten Beschwerden und Flüche etwa über das Essen oder die Alltagsroutinen in den Wohngemeinschaften. Vor dem Hintergrund, dass diese Gespräche im Allgemeinen aber immer nur von kurzer Dauer waren und die betreffenden Frauen anschließend umstandslos und (anscheinend) zufrieden sich ihrem Lebensalltag zuwandten, wiesen diese Daten jedoch auf eine große Diskrepanz zwischen den geäußerten Positionierungen und der faktischen Lebenszufriedenheit der Befragten in den Wohngemeinschaften hin.

In den aufgenommenen Interviews und den zusätzlich berücksichtigten Alltagsgesprächen wurde folglich deutlich, dass eine Fixierung auf sprach-liche Äußerungen, die von den nur beobachtbaren Situations- und Kontext-bedingungen von Interviews absieht, nicht in der Lage ist, deren Mehrdeutigkeit und deren vielfältigen Ausprägungen adäquat zu erfassen. Die Ausführungen der beforschten Patient*innen stellten gerade keine performativen Sprechakte dar, in denen das Gesagte (etwa Beschwerden über das Essen oder Fluchen über die Alltagsroutinen in den Wohngemeinschaften) das abbildete, über was etwas ausgesagt wurde (etwa die eigene Situation in der Pflege). Vielmehr waren die Inhalte der Erzählungen, die Pols in den Alltagsgesprächen der beforschten Personen erfassen und in den interviewartigen Gesprächssituationen erzeugen konnte, dem Erzählen selbst untergeordnet, das vor allem dem Zweck diente, den Lebensalltag der Interviewten in Form von Tratsch und Unterhaltungen als Selbstzweck zu organisieren: "Talking in this sense is not *about* the world, but is performative in *making* the world" (Pols, 2005: 210). Besagte Praktiken des Fluchens und Beschwerens waren für die Bewohner*innen wichtig, um mit-einander in Kontakt zu kommen, und wiesen sich eher durch einen spielerischen, denn einen ernsten Charakter aus.

Als Konsequenz ersetzte Pols folglich auch in den Erhebungen in den Wohn-gemeinschaften die genutzte Datengenerierungsmethode des Interviews durch teil-nehmende Beobachtungen, in deren Protokollen die Gesprächssituationen oftmals zwar nicht mehr wortwörtlich wiedergegeben werden, die performativen Akte des Sprechens jedoch in die betreffenden Situations- und anderweitigen Kontext-bedingungen eingeordnet werden können. Das erlaubt es nicht nur, verbale Äußerungen, sondern auch nonverbale Kommunikationen wie Gestik und Mimik in der Analyse gleichwertig zu berücksichtigen (und damit auch passende Anschlüsse an die Ergebnisse von Beobachtungssituationen zu ermöglichen, in denen verbale Äußerungen kaum eine oder keine Rolle spielen). Das ermöglicht es auch, die materiellen Kontextbedingungen, also die Räumlichkeiten, in denen die Situationen beobachtet werden, und ihr Interieur in der Datengenerierung zu berücksichtigen. Und das gestattet es zudem, in der nachfolgenden Analyse Vergleiche zwischen verschiedenen oder ähnlichen beobachteten Alltagssituationen der beforschten Menschen sowie kollektiv geteilte Alltagspraktiken in spezifischen Situationen zu thematisieren. Erst auf diese Weise lässt sich eine Übereinstimmung zwischen der Forschungsperspektive, den genutzten Methoden und Techniken der Datengenerierung und dem Forschungsfeld her- und damit die Gegenstandsangemessenheit der Erhebung absichern. Die Beobachtungen, so Pols, erzeugen "'situations' with specific characteristics in which people are allowed to enact or restrained from enacting appreciations" (ebd.: 215). Dass damit letztendlich das Konzept der Patientenperspektive *ad acta* gelegt wird, steht auf einem anderen Blatt und ist eine Konsequenz, auf die hier abschließend nur (noch) hingewiesen wird.

5   Resümee

Damit liegen vier Beispiele vor, die exemplarisch und auf unterschiedliche Weise die Beziehungen zwischen Analyse und Methodologie illustrativ thematisiert haben, wie sie in der qualitativen empirischen Sozialforschung möglich sind. Diese Beispiele fokussieren auf vier unterschiedliche Aspekte, die in der Analyse qualitativer Daten zum Tragen kommen, nämlich die Auswahl und Beschaffenheit eines spezifischen Analyseinstruments (Videopartitur), die Beschaffenheit und Nutzung eines bestimmten Analyseverfahrens (Typenbildung), die Kalibrierung der Analysesichtweise (Perspektivierung) sowie zuletzt den Wechsel der Erhebungsmethoden und -techniken (Gegenstandsangemessenheit der Datengenerierung). Sie zeigen, dass die hier behandelte Grundproblematik in allen Phasen der qualitativen Forschung virulent ist. Um zu verdeutlichen, dass hier auch die Auseinandersetzung mit unterschiedlichen Methodologien sehr wichtig ist, dienten als Hintergrundfolien dieser Beispiele verschiedene, wenn auch miteinander verwandte Methodologien, also die hermeneutische Wissenssoziologie, die *Grounded Theory* basierte Typenbildung und – in den letzten beiden Beispielen – die Praxeologie. Die Thematisierung von Aspekten qualitativer Forschung, die nicht nur dem gesellschaftlichen Feld der Gesundheit und Pflege, sondern auch etwa den Feldern der Wirtschaft, der Öffentlichkeit und der Kunst zurechenbar sind, macht darauf aufmerksam, dass es zwar an das Untersuchungsfeld angepasste Theorien, Methodologien sowie Methoden und Techniken der empirischen Forschung gibt, diese aber ihre je nicht verneinbaren, feldunabhängigen Charakterzüge aufweisen. Und schließlich kann sie den Blick auf die Frage richten, ob und wie sich die thematisierten Aspekte in jeweils anderen gesellschaftlichen Feldern auch anders ausdrücken und darum anders reflektiert und berücksichtigt werden müssen.

Literatur

Böhme, G. (2013). *Atmosphäre – Essays zur neuen Ästhetik*. Suhrkamp.

Bohnsack, R. (2017). *Praxeologische Wissenssoziologie*. Budrich.

Blumer, H. (1954). What is wrong with social theory? *American Sociological Review, 19*, 3–10.

Breidenstein, G., Hirschauer, S., Kalthoff, H., & Nieswand, B. (2011). *Analytische Ethnografie – Die Praxis der Feldforschung*. UTB.

Burri, R. V. (2008). Bilder als soziale Praxis: Grundlegungen einer Soziologie des Visuellen. *Zeitschrift für Soziologie, 37*, 342–358.

de Lait, M. (2017a). Personal metrics: Methodological considerations of a praxiographical approach. In M. Jonas, B. Littig, & A. Wroblewski (Hrsg.), *Methodological reflections on practice oriented theories* (S. 107–126). Springer.

Gerhardt, U. (2001). *Idealtypus. Zur methodischen Begründung der modernen Soziologie*. Suhrkamp.

Hirschauer, S. (1999). Die Praxis der Fremdheit und die Minimierung von Anwesenheit. Eine Fahrstuhlfahrt. *Soziale Welt, 49*, 221–246.

Hirschauer, S. (2008). Die Empiriegeladenheit von Theorien und der Erfindungsreichtum der Praxis. In H. Kalthoff, S. Hirschauer, & G. Lindemann (Hrsg.), *Theoretische Empirie* (S. 165–187). Suhrkamp.

Hitzler, R., & Honer, A. (Hrsg.), *Sozialwissenschaftliche Hermeneutik*. Leske + Budrich.

Honer, A. (2011). *Kleine Leiblichkeiten. Erkundungen in Lebenswelten*. Springer VS.

Jonas, M. (2009). Praktiken der Darstellung einer lokalen Wirtschaftspolitik – Eine praxissoziologische Analyse eines Internetfilmes. *Österreichische Zeitschrift für Politikwissenschaft, 38*(1), 79–96.

Jonas, M. (2014a). *Zur Inszenierung eines Wirtschaftscluster – Eine praxeologische Analyse*. Springer VS.

Jonas, M. (2014b). The Dortmund case—On the enactment of an urban economic imaginary. *International Journal of Urban and Regional Research, 38*(6), 2123–2140.

Jonas, M. (2019a). About the enactment of roundabout art—A praxeological analysis. *City & Community, 18*(1), 128–150.

Jonas, M. (2019b). Moralisierung der Marktsphäre? – Verantwortungszuschreibungen in der Inszenierung von Fairtrade. In A. Henkel, N. Lütdke, N. Buschmann, & L. Hochmann (Hrsg.), *Reflexive Responsibilisierung – Verantwortung für eine nachhaltige Welt* (S. 391–410). Transcript.

Jonas, M. (2020). „Care" praxeologisch – Vom Einfluss praxistheoretischer Ansätze und Konzepte auf die empirische Untersuchung gesellschaftlicher Praxisfelder. In S. U. Nover (Hrsg.), *Theoriegeleitete Forschungswege in der Pflegewissenschaft* (S. 43–74). Springer.

Jonas, M. (unter Mitarbeit von S. Hassemer und A. Segert). (2022). *Schauplätze des Reparierens und Selbermachens – Über neue urbane Infrastrukturen der Sorge und Suffizienz in Wien*. Transcript.

Jonas, M., Littig, B., Peter, D., Schadler, C., Schachinger, P., Gaiswinkler, S., David, S., Peter, S., & Ruda, E. (2009). *Partitur zum Film „Fairtrade Österreich"*. abgerufen am 01.02.2009, unveröffentlicht.

Jonas, M., Littig, B., & Wroblewski, A. (2017a). Object, perspectives and methodology of praxeological research. In M. Jonas, B. Littig, & A. Wroblewski (Hrsg.), *Methodological reflections on practice oriented theories* (S. 251–261). Springer.

Jonas, M., Littig, B., & Wroblewski, A. (Hrsg.). (2017b). *Methodological reflections on practice oriented theories.* Springer.

Jonas, M., & Segert, A. (unter Mitarbeit von Simeon Hassemer). (2019). *Repair und Do-it-yourself Urbanism in Wien aus Bezirksperspektive.* IHS Working Paper 2. März, Wien.

Iedema, R., Carroll, K., Collier, A., Hor, S.-Y., Mesman, J., & Wyer, M. (Hrsg.). (2019). *Video-Reflexive ethnography in health research and healthcare improvement – Theory and application.* Taylor & Francis.

Kelle, U., & Kluge, S. (2010). *Vom Einzelfall zum Typus – Fallvergleich und Fallkontrastierung in der qualitativen Sozialforschung.* VS/Springer.

Knoblauch, H., Schnettler, B., & Raab, J. (2006). Video Analysis – Methodological Aspects of Interpretative Audiovisual Analysis in Social Research. In H. Knoblauch, B. Schnettler, J. Raab, & H.-G. Soeffner (Hrsg.), *Video analysis: Methodology and methods* (S. 9–26). Lang.

Lamnek, S., & Krell, C. (2016). *Qualitative Sozialforschung.* Beltz.

Law, J. (2004). *After method – Mess in social science research.* Routledge.

vom Lehn, D. (2014). Transkription und ethnomethodologische Videoanalyse. In C. Moritz (Hrsg.), *Transkription von Video- und Filmdaten in der Qualitativen Sozialforschung* (S. 391–406). Springer VS.

Meuser, M., & Nagel, U. (2002a). ExpertInneninterviews – Vielfach erprobt, wenig bedacht. Ein Beitrag zur qualitativen Methodendiskussion. In A. Bogner, B. Littig, & W. Menz (Hrsg.), *Das Experteninterview* (S. 71–93). Leske + Budrich.

Meuser, M., & Nagel, U. (2002b). Vom Nutzen der Expertise. In A. Bogner, B. Littig, & W. Menz (Hrsg.), *Das Experteninterview* (S. 257–272). Leske + Budrich.

Mol, A. (2002). *The body multiple: Ontology in medical practice.* Duke University Press.

Mol, A. (2006). Proving or improving: On health care research as a form of self-reflection. *Quality Health Research, 16*(3), 405–414.

Mol, A. (2007). *The logic of care—Health and the problem of patient choice.* Routledge.

Moritz, C. (2011). *Die Feldpartitur. Multikodale Transkription von Videodaten in der qualitativen Sozialforschung.* Springer VS.

Moritz, C., & Corsten, M. (Hrsg.). (2018). *Handbuch Qualitative Videoanalyse.* Springer VS.

Nover, S. U. (2020). Verstehen als Erkenntnisprinzip in der qualitativen Sozialforschung. Theorie – Methodologie – Methode. In S. U. Nover (Hrsg.), *Theoriegeleitete Forschungswege in der Pflegewissenschaft* (S. 9–43). Springer.

Pols, J. (2005). Enacting appreciations: Beyond the patient perspective. *Health Care Analysis, 13*(3), 203–221.

Pols, J. (2010). Bringing Bodies—And health care—Back in exploring practical knowledge for living with chronic disease. *Medische Anthropologie, 22*(2), 413–427.

Pols, J., Pasveer, B., & Willems, D. (2018). The particularity of dignity: Relational engagement in care at the end of life. *Medicine Health Care and Philosophy, 21*, 89–100.

Raab, J. (2008). *Visuelle Wissenssoziologie – Theoretische Konzeption und materiale Analysen.* Konstanz.

Reckwitz, A. (2002a). Toward a theory of social practices: A development in culturist theorizing. *European Journal of Social Theory, 5*(2), 243–263.

Reckwitz, A. (2002b). The status of the "Material" in theories of culture: From "Social Structures" to "Artefacts". *Journal for the Theory of Social Behaviour, 32*(2), 195–217.

Reichertz, J. (2007). Qualitative Sozialforschung – Ansprüche, Prämissen Probleme. *EWE, 18*(2), 195–208.

Reichertz, J. (2016). *Qualitative und interpretative Sozialforschung. Eine Einladung.* Springer VS.

Reichertz, J., & Englert, C. J. (2011). *Einführung in die qualitative Videoanalyse – Eine hermeneutisch-wissenssoziologische Fallanalyse.* Springer.

Schatzki, T. (1996). *Social Practices. A Wittgensteinian approach to human activity and the social.* University Press.

Schmidt, R. (2012). *Soziologie der Praktiken. Konzeptionelle Studien und empirische Analysen.* Suhrkamp.

Schütz, A. (1974). *Der sinnhafte Aufbau der sozialen Welt.* Suhrkamp.

Soeffner, H.-G. (1989). *Auslegung des Alltags – Der Alltag der Auslegung.* Suhrkamp.

Soeffner, H.-G. (2010). *Symbolische Formung. Eine Soziologie des Symbols und des Rituals.* Velbrück Wissenschaft.

Strauss, A. L., & Corbin, J. (1990). *Basics of qualitative research: Grounded theory, procedures and techniques.* Sage.

Strübing, J., Hirschauer, S., Ayaß, R., Krähnke, U., & Scheffer, T. (2018). Gütekriterien qualitativer Sozialforschung. Ein Diskussionsanstoß. *Zeitschrift für Soziologie, 47*, 83–100.

Taylor, J. (2010). On recognition, caring, and dementia. In A. Mol, I. Moser, & J. Pols (Hrsg.), *Care in practice—On tinkering in clinics, homes and farms* (S. 27–56). Transcript.

Weber, M. (1904/1988). Die 'Objektivität' sozialwissenschaftlicher und sozialpolitischer Erkenntnis. In M. Weber (Hrsg.), *Gesammelte Aufsätze zur Wissenschaftslehre* (S. 22–87). Mohr.

Weber, M. (1921/1972). *Wirtschaft und Gesellschaft. Grundriß der verstehenden Soziologie.* Mohr.

Wittgenstein, L. (1958). *Philosophical Investigations.* Blackwell.

Michael Jonas, PD Dr., Privatdozent für Soziologie an der Europa-Universität Viadrina Frankfurt/Oder. Forschungsschwerpunkte:

Praxeologische Forschung, Stadt- und Raumsoziologie, sozial-ökologische Transformationsforschung.

SozMichaelJonas@gmx.at

Die Rolle der Forschenden im Erkenntnisprozess – Überlegungen zur Güte (qualitativer) Forschung

Anike Krämer

Die Frage danach, was wie erkannt werden kann, ist für Forschende immer von Bedeutung. Das gilt in der Naturwissenschaft, wenn es darum geht, welche Verfahren *was* sichtbar machen – man denke an bildgebende Verfahren wie ein MRT Scan oder auch an den Blick durch ein Mikroskop – oder auch an die Diskussion um verschiedene methodische und methodologische Fragen in den Sozial- und Geisteswissenschaften.

Aus einer wissenssoziologischen Perspektive ist sowohl das erkennende Subjekt als auch das Zu-Erkennende[1] Teil eines gesellschaftlichen Zusammenhangs und somit kulturell, wie auch historisch eingebunden (Knoblauch, 2014: 14). Der Blick der erkennenden Subjekte ist geprägt durch deren Wissen, Konzepte und Sinnzuschreibungen. Das Zu-Erkennende ist bestimmt durch dessen Bedeutung, welche sowohl orts- als auch zeitgebunden ist. Durch die wechselseitige Beziehung zwischen Erkennenden und Zu-Erkennendem, nämlich durch spezifische Verwobenheit des Blicks als soziales Ereignis, ist Erkenntnistheorie auch immer Gesellschaftstheorie (Knoblauch, 2014: 14).

---

[1] In diesem Zusammenhang kann weder von einem zu erkennenden Objekt, noch von einem zu erkennenden Subjekt gesprochen werden.

A. Krämer (✉)
Institut für Geschlechterstudien, Universität Paderborn, Paderborn, Deutschland
E-Mail: anike.kraemer@uni-paderborn.de

S. U. Nover (Hrsg.), *Theoriegeleitete Forschungswege in der Pflegewissenschaft 2*, Vallendarer Schriften der Pflegewissenschaft 12,
https://doi.org/10.1007/978-3-658-39382-3_4

In diesem Aufsatz soll es darum gehen diese gesellschaftlichen Prozesse auf Basis der Fleck´schen Überlegungen zu Denkkollektiven und Denkstil nachzuzeichnen und somit die Rolle der Forschenden zu umreißen. Dazu wird nach der Einführung in die wichtigsten Begriffe von Fleck und der Skizzierung seiner Theorie diese durch aktuellere Überlegungen, wie der Frage nach der Situiertheit von Wissen oder der affektiven Verwobenheit im Forschungsprozess ergänzt werden, um im Anschluss Anhaltspunkte für die Güte (qualitativer) Forschung zu entwickeln.

Dabei wird es nicht (nur) darum gehen, auf die Konstruiertheit von Wissen hinzuweisen, sondern vor allem (Donna Haraway folgend) die Rolle der Forschenden und deren Einflüsse auf die eigene Forschung zu darzustellen und so die Möglichkeit zur Reflexion zu geben.

Die Entstehung einer wissenschaftlichen Tatsache

In dem 1935 erstmals erschienenen Werk von Ludwik Fleck beschreibt er mithilfe der Begriffe des Denkkollektivs und des Denkstils den Entstehungs- und Entwicklungsprozess von wissenschaftlichen Tatsachen. Fleck versteht Wissenschaft vor allem als Tätigkeit von Forschungsgemeinschaften (Schäfer & Schnelle, 1994: VIII) welche „nur unter der Bedingung inhaltlich bestimmter Vorannahmen über den Gegenstand möglich ist" (Schäfer & Schnelle, 1994: XXV). Wissenschaftliche Tatsachen werden also nach Fleck nicht ´entdeckt`, sondern in einem sozialen Gefüge, mit einem speziellen Vorwissen und in Kooperation mit Anderen entwickelt.

Dabei sind für Fleck nicht nur die Techniken der Forschenden wichtig, sondern auch die gesellschaftlichen und kulturellen Vorstellungen und Bedingungen der Forschung und die Konstellationen, die sich rund um die spezifischen Entstehungszusammenhänge von wissenschaftlichem Wissen bilden. So zeichnet Fleck beispielsweise nach, dass bei der Entwicklung der Wassermann-Reaktion es eben nicht der Namensgeber sei, dem die Leistung der Entdeckung zugeschrieben werden könne. Denn die Arbeit der Forschungsgruppenmitglieder könne schon nach kurzer Zeit nicht mehr auseinanderdividiert werden. Die Arbeit des Kollektivs und der wissenschaftliche Austausch sind für Fleck zentral, ebenso wie außerwissenschaftlicher Austausch und die Denkvoraussetzungen, die an den historischen, kulturellen und gesellschaftlichen Kontext gebunden sind. Für Fleck ist klar: „Nur durch die Konzeption wissenschaftlicher Arbeit als Denkkollektive läßt sich überhaupt verständlich machen, daß aus Forschungsbemühungen konkrete Ergebnisse erwachsen" (Schäfer & Schnelle, 1994: XXVII). Fleck geht es also um das Verstehen von Prozessen, die zur Entstehung und Entwicklung von wissenschaftlichen Tatsachen geführt haben. Dabei verweist er auf vielfältige

Zusammenhänge: Das Vorwissen des forschenden Individuums (Wissensbestand), die Art des Denkens und Erkennens (Denkstil), der Austausch innerhalb von Fachdisziplinen oder auch Forschungsgruppen (Denkverkehr), die historischen, gesellschaftlichen und sozialen Zusammenhänge, in deren Kontext die Forschung stattfindet, und natürlich die persönlichen Strukturen, in die die Forschenden eingebunden sind(exoterische und esoterische Kreise).

In diesem Aufsatz soll allerdings nicht der Frage nach der Entstehung von modernen Ideen nachgegangen werden, sondern mögliche Schlüsse für die empirische Forschung in den Gesellschaftswissenschaften diskutiert werden. Dazu bedarf es zu vorderst Flecks Begriffe aufzuschlüsseln. Im Folgenden werden daher Flecks Überlegungen zum Denkstil, zum Denkkollektiv, der Präidee und des Denkzwangs eingeführt.

Ein zentraler Begriff in Flecks Theorie ist die Uridee oder Präidee. In seiner Studie zur Entstehung des Syphilisbegriffs stellt Fleck fest, dass die Idee der 'Lustseuche` eine lange Tradition innerhalb des wissenschaftlichen Denkens über Syphilis hat. Obwohl dieser Entwicklungszusammenhang einer vorwissenschaftlichen Uridee keinen inhaltlich legitimierbaren Zusammenhang mit der Erkrankung hat (Fleck, 1994: 35), findet man Sedimente dieser Präidee im Syphilisbegriff der Moderne. Urideen und deren Prägung sind nach Fleck als „entwicklungsgeschichtliche Anlagen neuzeitiger Theorien zu betrachten und ihr Entstehen ist denksozial zu begründen" (Fleck, 1994: 37). Nur durch die Weitergabe und Weiterentwicklung von Wissen in Denktraditionen ist zu verstehen, wie sich solche Urideen auch in modernen Theorien finden. Diese Prä- bzw. Urideen werden in verschiedenen Epochen weiterentwickelt und die (wissenschaftlichen) Tatsachen verschiedentlich begründet.[2] Wissenschaftliche Erkenntnis verweist also immer auf bereits Gedachtes und bringt Sedimente von früheren Ideen mit sich.

Wissenschaftliches Erkennen kann nach Fleck nicht in der Dualität von erkennendem Subjekt und zu erkennendem Objekt gedacht werden, sondern es bedarf eines dritten Beziehungsglieds: des jeweiligen Wissensstands. Die Wechselwirkung zwischen Erkanntem und Erkennen, also die Beeinflussung des Erkennens durch bereits Erkanntes und die neuen Sichtweisen auf Erkanntes die durch neues Erkennen möglich sind, macht deutlich, dass Erkennen eben kein individueller Prozess ist, sondern eine soziale Tätigkeit, da sie durch den

---

[2]Allerdings kann nicht davon ausgegangen werden, dass jede moderne Idee einer Uridee entspringt und auch nicht jede ähnliche Idee mit einer historischen in Beziehung steht (Fleck, 1994: 36 ff.).

jeweiligen Erkenntnisstand die Grenzen eines Individuums überschreitet. So ist der Satz „jemand erkennt etwas" nur mit dem Zusatz „als Mitglied eines bestimmten Denkkollektivs, mit einem bestimmten Denkstil" zutreffend (Fleck, 1994: 54). Denn der Bezug auf Forschungstraditionen, Ideen, Konzepte oder Theorien ist in Forschungszusammenhängen immer gegeben.

Fleck definiert Denkkollektiv als „Gemeinschaft der Menschen, die im Gedankenaustausch oder in gedanklicher Wechselwirkung stehen (…)" (Fleck, 1994: 54). Im Denkkollektiv zeigen sich „geschichtliche Entwicklungen eines Denkgebietes eines bestimmten Wissensbestandes und Kulturbestandes" (Fleck, 1994: 55) die sich als besonderer Denkstil fassen lassen. Dabei ist das Denk-kollektiv. nicht einfach die Summe der Mitglieder, es ist auch die Beziehung, der Denkverkehr zwischen den Denkkollektivmitgliedern.[3] Das Denken der/ des Einzelnen ist geprägt vom Kollektiv bzw. den Kollektiven und abweichende Ideen, ebenso wie Widerspruch, werden abgewehrt oder sind schlicht nicht denk-bar (Fleck, 1994: 130). Denn „[i]st ein ausgebautes, geschlossenes Meinungs-system, das aus vielen Einzelheiten und Beziehungen besteht, einmal geformt, so beharrt es beständig gegenüber allem Widersprechendem" (Fleck, 1994: 40).[4] Diese Beharrungstendenz des Denkstils wirken sowohl individuell als auch kollektiv. Denkstil begreift Fleck als ein „gerichtetes Wahrnehmen, mit ent-sprechendem gedanklichen und sachlichen Verarbeiten des Wahrgenommenen" (Fleck, 1994: 130). Der Denkstil bestimmt, was nicht anders gedacht werden kann, und hat somit Auswirkungen auf das Empfinden, als auch auf das ent-sprechend gerichtete Handeln. Dieser Denkstil wird von Autoritäten an Neu-linge, beispielsweise durch die Lehrlingszeit, vermittelt (Fleck, 1994: 136 f.). Der Neuling lernt durch ein Mikroskop zu schauen, Interviews zu interpretieren oder auch Beobachtungen mit Theorien zu beschreiben und zu fassen. Etwas vorher Unsichtbares wird durch das Aneignen und Einüben des Denkstils sichtbar. Das anfängliche Schauen wird zum unmittelbaren „Gestaltsehen" (Fleck, 1994: 121).

---

[3] Fleck bemüht hier das Beispiel eines Flussballspiels oder eines Orchesters. Das Spiel des Orchesters, ebenso wie das Fußballspiel, besteht nicht nur aus der Arbeit einzelner Instrumente oder Spielern, sondern das Zusammenspiel macht das Orchester oder das Fußballspiel aus (Fleck, 1994: 129).

[4] Diese Beharrungstendenz äußert sich in verschiedenen Graden, wie Fleck es nennt. So ist 1. ein Widerspruch nicht denkbar, 2. bleibt das, was in das System nicht hineinpasst ungesehen, oder 3. wird verschwiegen, 4. wird Widersprechendes mittels größter Kraft-anstrengung erklärt oder 5. kann es auch zu „magische[r] Versachlichung" (Fleck, 1994: 46) kommen, also zu Erklärungen, die eher Dichtung sind, als Beschreibung. (Beispielhaft könnten hier rassistische, antisemitische oder sexistische Theorien genannt werden die auf Alltagswissen, tradierten Vorstellungen und Vorurteilen beruhen).

Der Denkstil prägt also das Wahrnehmen, Denken und Handeln der Kollektivmitglieder und muss eingeübt werden. Ist der Denkstil internalisiert, ist widersprüchliches Denken nur in begrenztem Maße möglich. Nach Fleck denkt also ein Mediziner wie ein Mediziner, eine Physikerin wie eine Physikerin und eine Sozialwissenschaftlerin handelt und denkt sozialwissenschaftlich.

Durch den Denkstil und damit auch durch den Denkzwang wird Harmonie innerhalb des Kollektivs hergestellt, zumindest in dem Maße, um sich untereinander verständigen zu können, da Begriffe festgelegt und Sichtweisen nachvollzogen werden. Denkstilfremdes Denken wird in der Regel abgelehnt. Im Gegensatz zu momentanen Denkkollektiven handelt es sich bei Wissenschaftsdisziplinen um stabile Denkkollektive, da sie gemeinsame Strukturmerkmale haben, wie etwa eine Aufnahmestruktur und Lehrlingszeit (Studium), Anerkennungsmechanismen (Einladungen zu Vorträgen, Publikationen) und auch Hierarchien (Studierende, Doktorand*innen, Professor*innen). Um jedes Denkgebilde bilden sich verschiedene Kreise heraus, wobei Fleck den kleineren als esoterischen Kreis bezeichnet und den größeren als exoterischen (Fleck, 1994: 138). Dabei besteht ein Denkkollektiv aus vielen, sich überkreuzenden Kreisen und ein Individuum gehört in der Regel mehreren exoterischen, allerdings wenigen oder keinem esoterischen Kreis an. Fleck nutzt hier das Beispiel von Religion: Zum esoterischen Kreis gehörten dann diejenigen, die beispielsweise Ämter innehaben, wie etwa Bischöfe oder Pfarrer. Die Mitglieder einer Kirche befinden sich allerdings dann ‚nur' im exoterischen Kreis und müssen nicht unbedingt formales Mitglied einer Kirchengemeinde sein. Zudem bilden sich unterschiedliche esoterische wie exoterische Kreise, so etwa von orthodoxen, reformierten oder säkularen Gemeinschaftsmitgliedern oder denjenigen die für oder gegen ein zölibatäres Leben sind. Zusätzlich zu den religiösen Kreisen befinden sich Menschen zudem in anderen Denkkollektiven, wie etwa beruflichen oder passionsabhängigen.

Das Denkkollektiv der Pflegewissenschaft kann somit aus unterschiedlichen esoterischen Kreisen, wie verschiedenen wissenschaftlichen Disziplinen, Berufen etc. bestehen, wobei die Individuen noch in beispielsweise religiösen, politischen und/oder künstlerischen exoterischen Kreisen eingebunden sind. Durch die Überschneidung der Kreise kommt es zwangsläufig zum Austausch von Wissen, sowohl innerhalb eines Kreises als auch zwischen den Kreisen. Allerdings spielen Machtkomponenten dabei eine wichtige Rolle. Fleck beschreibt das Verhältnis von exoterischen und esoterischen Kreisen wie das von Elite zu Masse: hat die Masse eine stärkere Position, so versucht die Elite das Vertrauen der Masse zu bewahren. Ist die Position der Elite stärker, strebt sie nach Distanz und isoliert sich von der Menge (Fleck, 1994: 139). In Zeiten der Drittmittelfinanzierung von Forschung besteht trotz der Freiheit von Forschung und Lehre ein gewisses Abhängigkeitsverhältnis von der Masse, bzw. von exoterischen Kreisen, etwa von Politik, Stiftungen und andere Geldgeber*innen. Der Einbezug von denkstilfremden Ideen ist für Fleck grundsätzlich aber eine Möglichkeit zur Verbesserung der wissenschaftlichen Ideen und Praktiken. Denn, so Fleck: „Die erste, die demokratische Form, muß zur Entwicklung der Ideen und dem Fortschritt führen, die zweite, unter Umständen, zu Konservatismus und Starrheit" (Fleck, 1994: 139). Es bedarf also eines interkollektiven Denkverkehrs, um neue Ideen und Innovationen entwickeln zu können. Gleichzeitig bedarf es allerdings einer bestimmten Nähe der Denkstile, denn ist die Differenz zu groß, findet kein Denkverkehr statt, bzw. fällt eine Verständigung schwer.

Denkkollektive und somit auch Denkstile sind nie starr. Denn jedes Mitteilen von Wissen „geschieht nie ohne Transformation, sondern immer mit stilgemäßer Umformung, intrakollektiv mit Bestärkung, interkollektiv mit grundsätzlicher Veränderung" (Fleck, 1994: 145). Fleck unterscheidet dabei drei Typen der Transformation: die Denkstilergänzung, die Denkstilentwicklung und die Denkstilumwandlung (Fleck, 1994: 122). Diese sind durch die Übernahme oder Verwerfung von vorherigen Konzepten bzw. Denkgebilden gekennzeichnet, die in unterschiedlichem Maße weiterverfolgt, verworfen oder angepasst werden. Wissenschaftliches Erkennen und Wissen, und somit auch wissenschaftliche Tatsachen, sind also nie starr. Ideen bewegen sich immer in einem denksozialen und denkstilistischen Rahmen und werden kollektiv erarbeitet.

Neben den Kollektiven und Strukturen, mit denen sich Fleck befasst, spielt auch die individuelle Eingebundenheit in gesellschaftliche (Macht-)Verhältnisse eine wichtige Rolle, wenn es um die Position der Forschenden geht. Hierbei können die Überlegungen Haraways hilfreich sein, die vor allem das akademische Individuum in den Mittelpunkt stellt.

Die Situiertheit des Wissens
Donna Haraways Aufsatz *Situiertes Wissen. Die Wissenschaftsfrage im Feminismus und das Privileg einer partialen Perspektive* diskutiert die Objektivität wissenschaftlichen Wissens anhand der Aufdeckung ihrer Situiertheit. Im Anschluss an standpunkttheoretische Ansätze, die die eigene gesellschaftliche Verwobenheit als Ausgangspunkt jeglichen Wissens und somit auch wissenschaftlicher Erkenntnis betonen, konstatiert Haraway dem feministischen Diskurs, er habe sich zu sehr auf das Aufdecken der Vorurteile wissenschaftlicher Erkenntnis und der Auflösung von Wahrheiten konzentriert, statt „uns an die Spieltische zu bringen, wo mit hohen Einsätzen um allgemein anerkannte Wahrheiten gespielt wird" (Haraway, 2001: 283).

Die feministische Kritik am männlich und weiß dominierten *status quo* des Wissenschaftsbetriebs und dem Verständnis von Wissenschaftlichkeit und Objektivität deckte die Involviertheit der Forschenden in die eigene Forschung auf[5] und zeigte, dass Macht- und Herrschaftsverhältnisse auch in der Wissenschaft[6] wirken. Die feministische Wissenschaftskritik entwickelte ganz unterschiedliche Positionen in Bezug auf die Auflösung oder den Umgang mit der Einsicht, dass Wissen immer historisch und kulturell abhängig und zusätzlich situiert und standpunktgebunden ist (vgl. etwa Harding, 1990; Mendel, 2015; Singer, 2010: 294). Nach Haraway reiche es jedenfalls nicht aus, „auf die grundlegende historische Kontingenz zu verweisen und zu zeigen, wie alles konstruiert ist" (Haraway, 2001: 283 f.). Es bedürfe eines neuen Objektivitätsbegriffes, der „durchsetzbar, zuverlässige Darstellungen von Dingen" (Haraway, 2001: 285) ermögliche, ohne Machtstrategien und Rhetorikspiele des Wissenschaftssystems zu nutzen oder sich auf „positivistische Arroganz" (Haraway, 2001: 285) einzulassen. Haraway sieht die Chance auf objektive Erkenntnis in der Aufdeckung der Situiertheit von wissenschaftlichem Wissen und stellt klar: „Nur eine partiale Perspektive verspricht einen objektiven Blick" (Haraway, 2001: 286). Durch ein Netzwerk von partialen Perspektiven könnten bessere Darstellungen der Welt möglich werden. Dabei verspricht die Perspektive ´von unten`, also die der Unterworfenen, besonders gewinnbringend zu sein, da sie „prinzipiell weniger anfällig sind für eine Leugnung des kritischen und interpretativen Kerns allen Wissens" (Haraway, 2001: 287). Durch ihre spezifischen Erfahrungen hätten sie die Chance, die Techniken der Unterdrückung und Unsichtbarmachung aufzudecken, so die These. Dadurch versprächen Perspektiven der Unterworfenen „angemessenere, nachhaltigere, objektivere, transformierendere Darstellungen der Welt" (Haraway, 2001: 287). Wichtig sei allerdings auch hier eine Reflexion der eigenen Position oder Situiertheit. Denn eine unschuldige Perspektive gäbe es nie. Für Haraway liegt der Ausweg aus der (vermeintlichen) Objektivität eines unsichtbaren Wissensproduzenten und der (relativierenden) Subjektivität darin, Verantwortung zu übernehmen und sich der eigenen Position klar zu werden. Dabei spielen vor allem Politik und Ethik eine wichtige Rolle und daran gälte es sich auszurichten. Denn für Haraway bräuchten wir Wissenschaft, um Zukunft oder zumindest zukünftige Visionen, leben zu

---

[5] So zeichnete beispielsweise Viola Klein (1971) nach, wie Vorstellungen – in ihrem Fall von Weiblichkeit – die Entwicklung theoretischer Konzepte in Biologie, Psychologie oder Ethnologie beeinflussen.

[6] Prominent zu nennen ist hier auch der Aufsatz von Max Horkheimer (1986) zu traditioneller und kritischer Theorie.

können. Die Positionierung und die damit verbundene Verantwortung könne helfen objektives wissenschaftliches Wissen herzustellen. Denn, so Becker-Schmidt im Anschluss an Haraway: „Der universelle Blick auf die Welt (…) löst sein Objektivitätsversprechen nicht ein. Die partiale Perspektive dagegen, die sich mit anderen partialen Perspektiven in einem Erkenntnisinteresse verbündet, das nicht auf Verwertung und Macht aus ist, sondern Mannigfaltigkeit wahrnimmt und mit Differenz umgeht, statt sie zu unterdrücken, verspricht eine adäquate, reichere und bessere Darstellung der Welt" (Becker-Schmidt, 2004: 209).

Reflexivität als Schlüssel?
Vergleicht man nun die Überlegung von Fleck zur Entstehung und Entwicklung einer wissenschaftlichen Tatsache und der Idee der Situiertheit des Wissens von Haraway wird deutlich, dass beide die Involviertheit der Forschenden betonen. Wissen und Erkennen steht in beiden Ansätzen immer in einem gesellschaftlichen und historischen Kontext und kann nie von diesem gelöst werden. Dadurch entsteht Forschung auch immer in Herrschafts- und Machtverhältnissen und immer innerhalb von Denkkollektiven, die durch den Denkstil bestimmen, was wie gedacht und wahrgenommen werden kann. Sowohl Fleck als auch Haraway lassen allerdings offen, was daraus abgeleitet werden kann und welche Konsequenzen aus ihren Beobachtungen gezogen werden können. In der qualitativen Forschung wird in diesem Zusammenhang vor allem das Konzept der Reflexivität als ein Gütekriterium diskutiert (Kühner et al., 2016; Mruck et al., 2002; Roth et al., 2003). Angela Kühner verweist in ihrem Aufsatz *Jenseits der Kontrollfiktion* darauf, dass Reflexivität als Konzept zur Herstellung von Güte zwar in den letzten 20 Jahren breit diskutiert wurde, es allerdings selten Hinweise zur praktischen Umsetzung gäbe (Kühner, 2018: 99–100). Um diesem Desiderat nachzukommen möchte ich auf Grundlage von den beschriebenen Theorien Möglichkeiten zur Verbesserung der Güte qualitativer Forschung ableiten. Allerdings muss neben der Makroebene der Denkkollektive, der Mikroebene der Positionalität der Forschenden noch eine weitere Ebene einbezogen werden, nämlich die innersubjektive Ebene, insbesondere die Fähigkeit zur Reflexion und die affektive Verbindung zum Forschungsgegenstand.

Kühner macht deutlich, dass Reflexivität in der Forschung bedeute, nicht nur die Denkweisen und Denkprozesse der beforschten Gruppe zu rekonstruieren, sondern auch eigene. Sie betont, dass „[n]iemand (…) außerhalb des Diskurses [steht]" (Kühner, 2018: 99) und es damit auch nie ein Forschungsfeld außerhalb des Forschenden selbst gäbe; im Sinne Flecks sind also alle Menschen unterschiedlichen Denkzwängen unterworfen, die auch mit der Position innerhalb der Gesellschaft zusammenhängen.

Eine Schwierigkeit sieht Kühner darin, dass bestehende (methodische) Werkzeuge, die Reflexivität aufgreifen, erst in späteren Phasen des Forschungsprozesses ansetzen würden. Dabei *handele* der/die Forschende von Beginn an. Im Anschluss an George Devereuxs Idee der Verwobenheit von Forscher/in und Forschungsgegenstand, diskutiert Kühner die affektiven Komponenten des Forschens, speziell die Ängste. Denn da Forschung auch immer in Beziehung zu Anderen stattfinde, werden „unausweichlich (und vorwiegend unbewusst) alte Beziehungserfahrungen" (Kühner, 2018: 104) aktiviert. Diese seien als zusätzliche Quelle von Erkenntnissen zu verstehen. Denn „[d]ie theoretische Einsicht, dass Subjektivität durch Diskurse entsteht und Erfahrungen von Macht, Ohnmacht, Positionalität ganz unmittelbar das Erleben und Erfahren bestimmen, bedeutet im Umkehrschluss, dass der entscheidende Zugang zur Erkenntnis »gesellschaftlicher Verhältnisse« über die eigenen Gefühle entsteht" (Kühner, 2018: 104).[7] Um diese Gefühle für die Forschung fruchtbar zu machen seien zwei miteinander verbundene Mechanismen besonders wichtig: Zum einen die ausgelösten Gefühle, die in der Konfrontation mit dem *Forschungsinhalt* entstehen und zum anderen diejenigen, die mit der *Forschungssituation* verbunden sind. Dabei haben erstere mit Aspekten zu tun, die der/die Forschende im beforschten Feld sieht und nicht sehen will, beim zweiten Fall geht es um Aspekte, die umgekehrt das beforschte Subjekt im Forschenden sieht. Kühner konstatiert: „man könnte somit ein Unbehagen am Sehen und ein Unbehagen am Gesehenwerden unterscheiden" (Kühner, 2018: 105). Fruchtbar können diese affektiven Mechanismen nur werden, wenn ein Reflexionsprozess darüber stattfindet, auch wenn klar ist, dass nicht alle Gefühle und ihre Entstehungs- und Bedeutungszusammenhang bewusst gemacht werden kann.

Deutlich wird allerdings, dass nicht nur Denkstil und Situiertheit das Erkennen prägen, sondern eben auch affektive Mechanismen, die in der Forschung hervorgebracht werden. Denn Forschende, vor allem solche, die gesellschaftliche Verhältnisse untersuchen, erforschen auch immer sich selbst: „Wer den Menschen untersucht, weiß, daß er selbst menschlich ist wie sein Objekt (...)" (Devereux, 1984: 178–179). Diese Einsicht ist nach Kühner die Basis der Reflexivität. Die Verwobenheit des Selbst mit dem Zu-Erkennenden, die Einsicht, dass wir als Menschen grundlegende Erfahrungen teilen und doch in Macht- und Herrschaftsverhältnisse eingewoben sind, kann Angst auslösen. Zudem weist Kühner auf

---

[7] Die Abwehr von solchen Gefühlen kann auch die bei Fleck beschriebenen Beharrungstendenzen erklären.

einen wichtigen Punkt hin, der m. E. auch in der Pflegewissenschaft besondere
Relevanz besitzt: „(…) sicher teilen viele Sozialwissenschaftler_innen das
Bedürfnis, mit ihrer Arbeit einen Beitrag zu einer gerechteren Welt zu leisten –
sodass es bedrohlich sein kann, die relative Privilegierung zu sehen und Ver-
strickung, Komplizenschaft, verinnerlichten Rassismus, Sexismus an sich
erkennen zu müssen" (Kühner, 2018: 107). Dies verstärke das Unbehagen des
Sehens und des gesehen Werdens.

Güte qualitativer Forschung

Versteht man Wissenschaft also als Tätigkeit UND als Beziehung, so ist sie
immer eine soziale Handlung, die eben auch affektive Reaktionen mit einschließt.
Unser Wissen, unser Denkstil bezieht sich immer auf bereits Gedachtes und
bereits Ausgelegtes (Schütz & Luckmann, 2003: 33–34). Wir denken und
handeln immer aus einer gesellschaftlichen Position heraus, unser Wissen ist
also immer situiert. Die eigene Position bestimmt auch, was wir wie denken
können und wie wir unsere Wirklichkeit wahrnehmen und auslegen können[8].
Es bedarf eines hohen Grads an Reflexivität, um sich dieser Position, ebenso
wie des eigenen Denkstils und der eigenen affektiven Verwobenheit, bewusst
zu werden. Dennoch ist dies ein wichtiger Schritt zur Positionierung, wie sie
Haraway fordert. Nur indem wir erkennen, von wo aus wir auf die Welt blicken,
können wir uns auch den Beschränkungen bewusst werden, die dies mit sich
bringt. Und indem wir uns den Auslösern der Ängste im Forschungsprozess ver-
gegenwärtigen, können wir sowohl unseren Blick, als auch unser Interesse verstehen und nutzbar machen. Es kann also nie darum gehen, die ´Wahrheit`
entdecken zu wollen, sondern aus einer bestimmten, spezifischen Position ein
Phänomen zu beschreiben und zu verstehen. Die Situiertheit des Wissens ist
dabei keine negative Konsequenz, sondern Teil JEDER Forschung. Es bedeutet
auch nicht, dass sie nicht aussagekräftig ist; sie ist eben nur partial und relativ.
Im Zuge der Reflexion des eigenen Denkstils wird (im besten Fall) auch deutlich, dass weitere Perspektiven auf den Forschungsgegenstand die Möglichkeiten
der Entwicklung und der Öffnung bieten. Neue und innovative Gedanken sind
in einem offenen Denkverkehr zwischen exoterischen und esoterischen Kreisen
bzw. mit intrakollektivem und interkollektivem Austausch wahrscheinlicher als
bei geschlossenen Denksystemen. Durch den Austausch mit anderen Disziplinen,
der Praxis oder Communities können neue Perspektiven eröffnet werden und so

---

[8]Vgl. Schütz & Luckmann (2003).

weitere partiale Sichtweisen eingenommen werden. Zusammengenommen kann so ein breiteres Wissen und Verstehen des Forschungsgegenstandes ermöglicht werden. Durch die eigenen Reflexivität gegenüber dem Unbehagen des Sehens und gesehen Werdens können diese Prozesse genutzt werden.

In einem letzten Schritt muss zudem überlegt werden, wem die Ergebnisse der Forschung dienen. Durch die Bewusstwerdung der Zielgruppe kann die Vermittlung des eigenen Denkstils, z. B. für Personen die einem anderen Denkkollektiv angehören, angepasst werden. Denn Ergebnisse, die der Zielgruppe nicht zugänglich sind, erfüllen nicht ihren Zweck. Teil der wissenschaftlichen Arbeit ist auch die Vermittlung der Ergebnisse, welches beispielsweise durch die Offenlegung des eigenen Denkstils möglich ist. Dies erzeugt nicht nur Transparenz, sondern macht die Ergebnisse nachvollziehbarer.

Die Güte von Forschung beschränkt sich somit nicht nur auf die Durchführung. Der unmarkierte Blick, wie er auch heute noch zu finden ist, verschleiert die Tatsache, dass jegliche Erkenntnis historisch und kulturell präformiert ist. Die Herausstellung der eigenen Positionalität und Situiertheit machen wissenschaftliche Tatsachen erst intersubjektiv nachvollziehbar und dadurch objektiv im Sinne Haraways.

Reflexivität als Prozess
Bisher wurde ausgeführt, dass die forschende Person immer ein elementarer Bestandteil des Forschungsprozesses ist und Reflexivität Teil des guten wissenschaftlichen Arbeitens sein muss. Wie dies konkret aussehen kann bleibt bisher (auch in der Forschungsliteratur) vage. Im folgenden letzten Abschnitt sollen daher erste Überlegungen zur Reflexion als Forscher*in geteilt werden, die sich aus der eigenen Forschungspraxis ergeben haben.

Reflexionsprozesse finden dabei auf verschiedenen Ebenen statt, die ich im Folgenden umreißen werde. Dabei besteht kein Anspruch auf Vollständigkeit, sondern es sollen vielmehr erste Ideen und Gedanken dargelegt werden. Zudem handelt es sich bei der Trennung der verschiedenen Ebenen um einen Versuch die Komplexität der Reflexionsebenen theoretisch zu trennen um die besser fassen zu können.

Wichtig ist dabei, dass es nicht darum geht die „richtige" Art des Forschens darzulegen. Es sollte deutlich geworden sein, dass jegliche Forschung davon abhängt wer sie durchführt und wie die forschene Person geprägt ist. Der Objektivitätsanspruch ist daher an die Reflexion gebunden und die damit verbundene Verantwortungsübernahme.

Die biografische Ebene
Biografische Erfahrungen prägen den individuellen Blick auf die Welt und somit auch auf die eigene Forschung. Das eigene (alltägliche) Erleben kann direkt oder indirekt mit dem Forschungsvorhaben verbunden sein und strukturiert die eigenen Fragen und Wahrnehmungen. Gleichzeitig kann die eigene Forschung wieder auf die Forschenden zurückwirken und sich beispielsweise auf einer affektiven Ebene bemerkbar machen. Die Beobachtung und Analyse der eigenen Gefühle während des Forschungsprozesses können ein wichtiger Teil des Reflexionsprozesses sein. Folgende Fragen können dabei hilfreich sein:

Was verbindet mich mit meinem Forschungsprojekt und wie wirkt diese Verbundenheit (motivierend, parteinehmend, diskriminierend etc.)? Inwiefern zeigen sich Anteile meiner biografischen Erfahrung beispielsweise im Datenmaterial? Wie fühle ich mich bei der Auseinandersetzung mit dem Thema und inwiefern verändert das meine Arbeit?

Die Wissensebene
Die Wissensebene ist eng mit den biografischen Erfahrungen verbunden. Was ich implizit und explizit gelernt habe strukturiert meinen Wissensvorrat, auf den ich zurückgreifen kann. Seien es Werte und Normen oder auch explizit angeeignetes Wissen. Was ich weiß beeinflusst auch was ich wissen kann und präformiert meine Wahrnehmung. In Bezug auf einen bewussten Reflexionsprozess können folgende Fragen interessant sein:

Welches Vorwissen habe ich? Woher stammt dieses Wissen? Bin ich bereit mich auf gegenteilige oder abweichende Erfahrungen einzulassen?

Was sehe ich aufgrund meiner eigenen Erfahrungen und meines Wissens und was könnte ich möglicherweise übersehen? Welches Wissen wird als implizit vorausgesetzt und wie kann es explizit gemacht werden?

Die Handlungsebene
Auch das eigene Handeln spielt im Forschungsprozess eine wichtige Rolle. dazu gehört einerseits der Prozess der Forschung, also das Anwenden von Erhebungs- und Analysemethoden, andererseits werden auch Handlungen vollzogen, die eher indirekt mit dem Forschungsprozess in Verbindung stehen. Dazu gehört beispielsweise, wie ich mir den Feldzugang erschließe oder wie ich in der tatsächlichen Situation das Interview gestalte. Ich könnte beispielsweise fragen:

Wie begegne ich beispielsweise den Interviewpartner*innen? Wie nutze ich ein Netzwerk? Inwiefern lasse ich meine Zielgruppe an der Forschung partizipieren und wie zeige ich meine Wertschätzung? Für welche Zielgruppe veröffentliche meine Ergebnisse?

Die Positionsebene

Auch die Position in der Gesellschaft spielen eine Rolle im Forschungsprozess. Wie etwa Haraway anmerkt, sind diese ungleich verteilt was etwa Prestige und (Deutungs-)Macht angeht. Zudem gehen sie mit verschiedenen Zuschreibungen und spezifischen, kollektiven Erfahrungen einher. Diese spielen in vielen Bereichen eines Forschungsprojektes eine Rolle, etwa beim Feldzugang (Wie stelle ich Vertrauen her?), aber auch was den Output der Ergebnisse angeht (Wie ernst werden meine Ergebnisse genommen?). Weitere Fragen, die die Reflexion fördern können, könnten sein:

Aus welcher gesellschaftlichen Position spreche/arbeite ich? Wie wirkt sich das auf beispielsweise den Feldzugang aus? Entstehen dadurch Machtverhältnisse und welche Konsequenzen ergeben sich daraus?

Die denkkollektive Ebene

Auch die wissenschaftliche Einbettung und Perspektivität formt den Forschungs-prozess. Die disziplinäre Sicht bedingt die Forschungsfrage, ebenso wie die Methode und die Auswahl der genutzten Theorien. Zudem steht jedes Denken, wie Fleck gezeigt hat, in einer (disziplinären) Denktradition, welche Vornahmen und Konzepte mit sich bringt. Daher sollte reflektiert werden:

Welche wissenschaftlichen/theoretischen Vorannahmen habe ich? Sind diese für andere nachvollziehbar? Welche Konzepte bspw. von Geschlecht, race, (dis) ability, Körper, Medizin, Gesundheit etc. nutze ich und auf welche greifen die genutzten Theorien und Methoden zurück?

Wie in diesem Aufsatz nachgezeichnet wurde, ist die Rolle der Forschenden im Erkenntnisprozess sehr komplex. Neben disziplinären Verortungen spielen auch persönliche Verwobenheiten eine immense Rolle in Bezug auf das was erkannt werden kann. Gleichzeitig hat Wissenschaft den Anspruch keine subjektiven Darstellungen der Welt zu produzieren, sondern objektive Tatsachen (im Sinne Flecks) herzustellen. Nach Haraway kann dies allerdings nur gelingen, wenn die eigene Situiertheit, also die eigenen Vorannahmen und Perspektiven deutlich gemacht werden. Dadurch wird Verantwortung für die eigene Forschung übernommen und Objektivität (durch Nachvollziehbarkeit) hergestellt. Reflexivi-tät ist daher unerlässlich und ein nie abgeschlossener Prozess, der aktiv betrieben werden muss, will man seinen eigenen Motiven und Wahrnehmungsmustern auf den Grund gehen.

Literatur

Becker-Schmidt, R. (2004). Zum Zusammenhang von Erkenntniskritik und Sozialkritik in der Geschlechterforschung. In T. F. Steffen, C. Rosenthal, & A. Väth (Hrsg.), *Gender Studies. Wissenschaftstheorien und Gesellschaftskritik* (S. 201–221). Königshausen & Neumann.

Devereux, G. (1984) [1967]. *Angst und Methode in den Verhaltenswissenschaften.* Suhrkamp.

Fleck, L. (1994). *Entstehung und Entwicklung einer wissenschaftlichen Tatsache* (3. Aufl.). Suhrkamp.

Haraway, D. (2001) [1988]. Situiertes Wissen. Die Wissenschaftsfrage im Feminismus und das Privileg einer partialen Perspektive. In S. Hark (Hrsg.), *Dis/Kontinuitäten: Feministische Theorie.* (S. 281–298). Leske + Budrich.

Harding, S. (1990). *Feministische Wissenschaftstheorie. Zum Verhältnis von Wissenschaft und sozialem Geschlecht.* Argument Verlag.

Horkheimer, M. (1986). *Traditionelle und kritische Theorie.* Fischer.

Klein, V. (1971) [1946]. *The feminine character.* Routledge.

Knoblauch, H. (2014). *Wissenssoziologie* (3. Aufl.). UVK.

Kühner, A., Ploder, A., & Langer, P. C. (2016). Introduction to the special issue: European contributions to strong reflexivity. *Qualitative Inquiry, 22,* 699–704.

Kühner, A. (2018). Jenseits der Kontrollfiktion. Mut und Angst als Schlüsselelemente erkenntnisproduktiver Reflexion in Forschungsprozessen. In A. Brehm & J. Kuhlmann (Hrsg.), *Reflexivität und Erkenntnis: Facetten kritisch-reflexiver Wissensproduktion.* Psychosozial Verlag.

Mendel, I. (2015). *WiderStandPunkte. Umkämpftes Wissen, feministische Wissenschafts-kritik und kritische Sozialwissenschaften.* Westfälisches Dampfboot.

Mruck, K., Roth, W.-M., & Breuer, F. (2002). Subjectivity and reflexivity in qualitative research I. forum. *Qualitative Social Research, 3*(3).

Roth, W.-M., Breuer, F., & Mruck, K. (2003). Subjectivity and reflexivity in qualitative research II. forum. *Qualitative Social Research, 4*(2).

Schäfer, L., & Schnelle, T. (1994). Ludwik Flecks Begründung der soziologischen Betrachtungsweise in der Wissenschaftstheorie. In L. Fleck (Hrsg.), *Entstehung und Entwicklung einer wissenschaftlichen Tatsache* (3. Aufl., S. VII–XLIX). Suhrkamp.

Schütz, A., & Luckmann, T. (2003). *Strukturen der Lebenswelt.* UVK.

Singer, M. (2010). Feministische Wissenschaftskritik und Epistemologie: Voraussetzungen Positionen, Perspektiven. In R.Becker & B. Kortendiek (Hrsg.), *Handbuch Frauen- und Geschlechterforschung.* (3. Aufl., S. 292–301). Springer.

Anike Krämer, Dr., Wissenschaftliche Mitarbeiterin am Zentrum für Geschlechterstudien/ Gender Studies der Universität Paderborn.

Forschungsschwerpunkte: Intergeschlechtlichkeit, Medizinsoziologie, Wissenssozio-logie.

Anike.kraemer@uni-paderborn.de

Forschen in interdisziplinären Projekten im Spannungsfeld „Pflege und Technik"

Ulrike Lindwedel

Kontext: Forschen in sozio-technischen Setting

Vor dem Hintergrund, dass den neuen Technologien und der Digitalisierung im Gesundheitswesen eine entscheidende Rolle bei der Entlastung der formell wie informell Pflegenden, aber auch bei der Erhöhung der Lebensqualität der Pflegebedürftigen zugeschrieben wird, bleibt die tatsächliche nachhaltige Verankerung dieser Technologien in der alltäglichen Praxis aktuell noch deutlich hinter den Erwartungen zurück. Hierfür lassen sich zahlreiche Gründe und Erklärungen anführen. Neben den nicht ausreichenden Qualifikationen, ethischen Fragestellungen und einer (vermeintlichen) fehlenden Technikakzeptanz bilden vor allem fehlenden Einpassungen der Technologien in die pflegerischen Versorgungsstrukturen und -prozesse sowie die nur unzureichend festgelegten regulatorischen Rahmenbedingungen die Hauptgründe für dieses Phänomen (vgl. Kunze, 2017; Sun et al., 2010). Hülsken-Giesler (2019) führt hierzu vor allem auch an, dass, um eine tatsächliche Innovation in der Pflege zu schaffen, alle Handlungsfelder und relevanten Akteur*innen besser und stärker als bisher in diesen Prozess einbezogen werden müssen (Hülsken-Giesler, 2019).

In diesem Zusammenhang wird auch immer wieder angemerkt, dass besonders bei Forschungsprojekten in einem Pflege-Technik-Kontext den interdisziplinären Forschungsverbünden und -gruppen eine entscheidende und wichtige Rolle

U. Lindwedel (✉)
Gesundheit, Sicherheit, Gesellschaft, Hochschule Furtwangen, Furtwangen, Deutschland
E-Mail: liru@hs-furtwangen.de

S. U. Nover (Hrsg.), *Theoriegeleitete Forschungswege in der Pflegewissenschaft 2*, Vallendarer Schriften der Pflegewissenschaft 12, https://doi.org/10.1007/978-3-658-39382-3_5

zukommt. So ist es nicht verwunderlich, dass in der Vergangenheit Forderungen nach veränderten Forschungsförderungsrichtlinien laut wurden. Inzwischen werden zunehmend diese interdisziplinären Forscher*innengruppen (inzwischen auch oft unter pflegewissenschaftlicher Leitung) gefördert. Darüber hinaus hat sich im Zuge dessen auch ein deutlicherer Fokus auf die tatsächlichen Nutzer*innengruppe etablieren (vgl. Kunze, 2017; Weber, 2017; Weiß, 2019, Hülsken-Giesler, 2019). Diese Forderungen sind nicht neu – so proklamierte Genus bereits 2006 eine deutliche partizipativere und konstruktivere Forschung in diesem Kontext (Genus, 2006).

Mit Blick auf die potenziellen Nutzer*innen wird vor allem bemängelt, dass der tatsächliche – partizipative – Einbezug in die Forschungsaktivitäten nicht oder zumindest nicht ausreichend stattfindet. Allzu oft werden technologische Artefakte entwickelt, die den alltäglichen Anforderungen nicht entsprechen, weil die potenzielle Nutzer*innengruppe weder in die Bedarfserhebung noch in die Entwicklung der Technologie involviert worden ist. In diesem Zusammenhang verweist Künemund beispielsweise auch auf Studienergebnisse, die den Schluss nahelegen, dass sich die Nutzer*innen an die Technik anpassen müssen oder die Nutzer*innen entsprechend der Technik entworfen werden und nicht andersherum (Künemund, 2015). Weber (2017) kommt gar zu dem Schluss, dass man sich bei der Betrachtung vieler Projekte einer gewissen Technikgetriebenheit nicht entziehen kann (Weber, 2017).

Hinzu kommt, dass zahlreiche Projekte im Forschungskontext Pflege-Technik in einem explorativen Pilotstatus verbleiben (Weber, 2017). Dies ist zum einen durch die Förderungsrichtlinien begründet, zum anderen werden aber auch immer wieder Forderungen nach neuen oder angepassten Forschungsmethoden, die diesem speziellen Kontext genügen, laut. Krings (2019) verweist beispielsweise in diesem Zusammenhang darauf, dass es insgesamt nach wie vor zu wenig (systematisch erhobene und methodenplurale) Untersuchungen zu den Transformationsprozessen im Kontext Pflege und Technik gibt (Krings, 2019). Die Arbeit mit klassischen methodischen Ansätzen der qualitativen oder gar quantitativen Forschung ist aufgrund der Rahmenbedingungen und der zur Verfügung stehenden Stichprobengrößen oder potenziellen Nutzer*innen oft nur eingeschränkt möglich.

Forschungsarbeiten, die sich in diesem Kontext bewegen, sehen sich entsprechend vor diverse Herausforderungen gestellt, bieten aber gleichzeitig zahlreiche Chancen für eine gewinnbringende Arbeit. In diesem Artikel wird eine Herangehensweise dargestellt, methodisch beschrieben sowie Erfahrungen damit diskutiert.

1   Herausforderungen und Zugänge

Im Institut Mensch, Technik und Teilhabe (IMTT) der Hochschule Furtwangen wird eine solche interdisziplinäre Herangehensweise bereits seit einigen Jahren praktiziert. In enger Verzahnung von Pflege-, Gesundheits- und Sozialwissenschaften sowie technischen Disziplinen wurden bereits mehr als 20 Forschungsprojekte im Themenfeld „Pflege und Technik" durchgeführt. In der Zusammenarbeit der verschiedenen Disziplinen im Institut ist nicht nur ein deutlicheres Verständnis über Unterschiede und Gemeinsamkeiten entstanden, es wurde auch eine gemeinsame Idee und Sprache entwickelt.

Beispielsweise erfolgte im Rahmen des vom Bundesministerium für Bildung und Forschung geförderten Vorprojektes ENAS (Effekte und Nutzen Altersgerechter Assistenzsysteme – praktikable Vorgehensmodelle, Evaluationsmethoden und Werkzeuge (2013–2014)) gemeinsam mit dem Forschungszentrum Informatik (FZI) in Karlsruhe eine intensive Auseinandersetzung zum Thema Mensch-Technik-Interaktion in einem Interdisziplinären Forscher*innenteam. Mit dem Ziel, einen Leitfaden für die Planung und Durchführung von Studien zur Evaluation neuer technischer Assistenzsysteme in Forschungs- und Entwicklungsprojekten zu verfassen, wurde ein Kommunikationsprozess zwischen pflege-/ sozialwissenschaftlichem Verständnis auf der einen und Technikverständnis auf der anderen Seite gestartet, der nicht ohne Fallstricke war. Eine gemeinsame Sprache zu finden und zu entwickeln ist aufgrund der entsprechend unterschiedlichen Sozialisation und Sichtweise ein mitunter langwieriges Unterfangen, das allen Beteiligten einiges abverlangt, aber gleichwohl dazu führt, dass ein gegenseitiges Verständnis für die entsprechenden Sichtweisen und Standpunkte entsteht. Der ENAS-Leitfaden gibt diesbezüglich interdisziplinären Forscher*innengruppen in besagtem Kontext Hinweise und Ideen für die Planung und Durchführung von Projekten (vgl. Lindwedel-Reime et al. 2016). Hierfür wurden im Wesentlichen bereits bestehenden methodische Konzepte, Instrumente und Durchführungshinweise zusammengetragen, die zudem bei allen Beteiligten ein Verständnis füreinander schaffen sollten. Bereits bei der Erstellung des Leitfadens zeigt sich aber ein Bedarf für weitere und innovativere methodische Zugänge.

Im vom BMBF-geförderten Projekt „situCare" (Versorgungskoordination: situative Unterstützung und Krisenintervention in der Pflege, 2016–2019) wurden Krisen und Belastungen in der außerklinischen Intensivpflege sowie der ambulanten Palliativversorgung untersucht. Ziel des Projekts war es, neue technikgestützte Ansätze zur Entlastung der pflegenden Angehörigen in diesem Bereich zu entwickeln. Dem vorausgehend steht die Tatsache, dass pflegende

Angehörige in beiden Bereichen vor massiven Anforderungen und Belastungen bei der Versorgung stehen. Besonders akut auftretende Krisensituationen stellen, wenn auch in sehr unterschiedlicher Genese, besonders belastende Faktoren dar. Vor dem Hintergrund der fortschreitenden Technisierung der Pflege erschien es sinnvoll, diese Krisen und Belastungssituationen durch assistive Technologien abzufedern oder wenigstens zu vermindern und letztlich Krankenhausaufenthalte zu vermeiden. Angedacht waren in diesem Zusammenhang auch Unterstützungsszenarien durch Augmented-Reality-Techniken in Verbindung mit Objekterkennung.

Im interdisziplinären Konsortium aus Pflege- und Sozialwissenschaftler*innen, Technikern und Ingenieuren, Medizinern und Informatikern sowie Praxispartnern aus allen Bereichen wurde bereits zu Beginn der tatsächliche Einbezug der Nutzer*innen gefordert und gefördert. Entsprechend wurde im Forschungskonsortium diskutiert, welcher methodische Ansatz zu einem Ergebnis führt, auf dessen Basis geeignete Technologien entwickelt werden können. Gerade aufgrund dieser interdisziplinären Zusammensetzung wurde entschieden, eine leicht modifizierte „Contextual Inquiry" (aus dem Methodenpool des „Contextual Designs") durchzuführen.

2   Contextual Design und Contextual Inquiry als ein Lösungsansatz

Das Contextual Design (Holtzblatt & Beyer, 2015) stammt ursprünglich aus dem Design Kontext und wird als teambasierte Entwurfsmethode verstanden, in der ein interdisziplinäres Team eine Lösung für und mit einer spezifischen Nutzer*innengruppe entwickelt. Entscheidend dabei ist der Einbezug aller Teammitglieder, vor allem aber der Nutzer*innen, die in dieser Methode den zentralen Mittelpunkt bilden. Holtzblatt und Beyer fassen die Methode des Contextual Designs dabei wie folgt zusammen: "Contextual Design [...] tries to fix all the hassle in a product requires a more comprehensive approach to understanding the customer's world, because hassle comes from a bad fit between the product and the users' lives..." (Holtzblatt & Beyer, 2014: 21).

Das Contextual Design bedient sich dabei vieler Methoden und einzelner Schritte, die auch in anderen Kontexten (u. a. des User-centered Designs) zu finden sind, verbindet diese aber mit sehr plastischen Darstellungs- und Designelementen. Grob lassen sich vier Teilschritte festhalten: Im ersten Schritt erfolgt die direkte Auseinandersetzung mit den eigentlichen Nutzer*innen. Hierbei wird versucht, die relevanten Schlüsselthemen zu erfassen, d. h. zu verstehen, was für die Benutzer*innen wichtig ist, und diese Daten letztlich zu konsolidieren. Im zweiten Schritt wird darauf aufbauend versucht, eine auf dem Wissen über die Benutzer*innen basierende Richtung festlegen. Daran schließt sich die Phase an, in der ein System zur Unterstützung der gesamten Forschung entworfen wird und schließlich werden im letzten Schritt diese Entwürfe (auch Arbeitsmodelle genannt) in iterativen Schleifen gemeinsam mit den Benutzer*innen getestet und evaluiert.

Durch diese Herangehensweise, argumentieren Holtzblatt und Beyer, können die Nutzer*innen und deren Intentionen bei der Nutzung verstanden werden und vor allem auch automatisierte und tägliche Aufläufe sichtbar gemacht werden. Vor allem die internalisierten Handlungen sind es, die bei einer reinen Befragung oder einer reinen Beobachtung oft nicht zur Sprache kommen und auch nur schwer beobachtet werden können, aber oftmals den Prozess entscheidend beeinflussen und für das Gelingen eines Entwicklungsprozesses unerlässlich sind (vgl. Holtzblatt & Beyer, 2014, 2015).

Mit Blick auf interdisziplinäre Projekte im Pflege-Technik-Kontext kommt bei diesem methodischen Ansatz der Contextual Inquiry (CI) eine entscheidende Bedeutung zu. Ebendiese Beobachtungen und Befragungen in den direkten Lebenswelten der Nutzer*innen, die Einblicke in Aufgaben und damit in die verbundenen Ziele, die Rahmenbedingungen sowie die Erhebung des aktuellen Ist-Zustands und der daraus resultierenden Probleme oder Schwierigkeiten, sind die zentralen Elemente in der CI. Hierzu gehört auch ganz explizit die Interpretation der Daten innerhalb des Teams (vgl. Holtzblatt & Beyer, 2014, 2015).

„Contextual Inquiry, which is based on observing people in the context of their life and work while they do their normal activities, has become standard in the industry as the best way to get this necessary detailed design data. But to design for life we must also understand how the target activity fits into the whole of the person's life and motivations." (Holtzblatt & Beyer, 2014: 17)

2.1 Datenerhebung

Die CI versteht sich als qualitative Methode, die Prinzipien und methodische Ansätze (im Wesentlichen aus der Ethnografie stammend) aus verschiedenen Bereichen kombiniert. Hierzu zählen neben der ausdrücklichen Einbindung der (potenziellen) Nutzer*innen klassische Interviewtechniken und Beobachtungsmethoden, aber auch „Think Aloud" und Brainstorming-Ansätze. Gespräche mit der Zielgruppe erfolgen zumeist im Gesprächsmodus im gewohnten Umfeld während der Ausübung gewohnter Tätigkeiten und dauern typischerweise rund zwei Stunden. Dieser Datenerhebungsprozess ist zudem davon gekennzeichnet, dass Forschende und Nutzer*innen zusammenarbeiten, um die untersuchte Aktivität zu verstehen und analysieren zu können. Die Beobachtungen und Interpretationen, die gemacht werden, werden unmittelbar mitgeteilt und können so bei Bedarf auch korrigiert werden. Mithilfe dieses Vorgehens werden auch Dinge, die sonst nicht artikuliert werden (können) oder die von denen die Nutzer*innen gar nicht (mehr) wahrgenommen werden, analysiert und reflektiert.

Es geht entsprechend nicht nur darum, die Nutzer*innen zu befragen, sondern vielmehr darum herauszufiltern, was Menschen gewohnheitsmäßig und unbewusst tun oder nutzen, ohne dass sie dies in Worte fassen könnten. Während viele Menschen ausdrücken können, welche Aspekte sie an einer Technologie stören, ist die detaillierte Beschreibung dessen im Alltagskontext eher schwierig. Hier spielt zudem mit ein, dass viele Nutzer*innen oftmals gar nicht umfassend über die Möglichkeiten der Nutzung einer Technologie Bescheid wissen. Darüber hinaus werden durch die Beobachtung im Lebensumfeld auch Workarounds und ungewöhnliche Ansätze mit erhoben. Ziel dabei ist es zu verstehen, warum und wie Dinge genutzt werden, und so ultimativ auch die auftretenden Diskrepanzen zwischen der Handlung und der Erklärung festhalten und erklären zu können (beispielsweise sei hier das Licht von Smartphones angeführt, dass anstelle eines Lichtschalters genutzt wird, um den Schlüssel in das Türschloss zu führen). Viele dieser „Umgehungslösungen" haben sich so in den Alltag der Menschen integriert, dass sie gar nicht mehr als solche wahrgenommen werden. Entsprechend ist die Durchführung der Interviews und Beobachtungen vor Ort im täglichen Lebensumfeld von hoher Bedeutung.

Durch die Erfassung von Kernthemen, Problemen und/oder Handlungsweisen können Modelle von Erfahrungen der Nutzer*innen erstellt werden, die die einzelnen Teammitglieder aufzeichnen und die später gemeinsam konsolidiert werden, um ein kohärentes Bild der Praktiken und Erfahrungen der gesamten Benutzerpopulation zu erstellen. Die CI zielt vor allem darauf ab, sinnvolle Designdaten zu erhalten und gleichzeitig das Team in das Leben und die Lebenswelten seiner Benutzer*innen einzubeziehen und einzutauchen.

Um den Kontext besser greifbar zu machen, wird im Rahmen der CI auch mit einfachen Skizzen oder Modellen gearbeitet, die zumeist mit den Nutzer*innen erstellt und besprochen werden (vgl. Holtzblatt & Beyer, 2014, 2015).

2.2   Dateninterpretation

Die Dateninterpretation dient dazu, alle Teammitglieder intensiv in die Lebenswelt der Nutzer*innen eindringen zu lassen. Entsprechend müssen die Daten so aufbereitet werden, dass alle Teammitglieder ein gemeinsames Verständnis für die Lebenswelten der Nutzer*innen erlangen können. Um dies zu erreichen, werden Interpretationseinheiten, in Form von Gruppensitzungen, für das Team vorgenommen. Die Interviewer*innen berichten innerhalb von 48 h einem zwei- bis fünfköpfigem Team von ihren Erfahrungen, Eindrücken und Erlebnissen aus der jeweiligen individuellen Perspektive. Ziel ist es, ein umfassenderes Bild zu zeichnen, als dies durch nur eine Person möglich gewesen wäre. Mithilfe dieser Sitzungen findet eine Verdolmetschung der Erkenntnisse statt, aus der heraus das gemeinsame Verständnis und erste Fragen entwickelt werden.

Für die Übertragung der Daten werden von den beteiligten Teammitgliedern Fragen zum Interview gestellt sowie Einzelheiten adressiert, die die Interviewer*innen möglicherweise übersehen haben. Gleichzeitig geben sie aber auch wieder, was aus ihrer Sicht wichtig zu erfassen wäre. Eine Person fungiert hierbei als Schreibende, die/der die Notizen in einem Dokument erfasst, und andere Teilnehmende erfassen den Lebens- und Arbeitskontext der Nutzer*innen in Form von verschiedenen „Modellen" (beispielsweise „Day-in-a-Life" über Orte und Tätigkeiten, Beziehungs- Zusammenarbeitsmodelle). Die erfassten Daten können durchaus vielfältig und unterschiedlich sein. Holzblatt und Beyer sprechen in diesem Zusammenhang von Aufgabenmustern, Aktivitäten, wiederkehrend auftretenden Schlüsselthemen, Identitäts- und kulturellen Beobachtungen, Werkzeugen, aber auch von der Verwendung von Orten, Zeit und Geräten, sowie von bereits aufkommenden Ideen. Diese Notizen werden letztlich auf Post-Its übertragen und zum Aufbau eines „Affinitätsdiagramms" verwendet (vgl. Holtzblatt & Beyer, 2014, 2015).

2.3   Affinitätsdiagramm und Wall Walk

Um die gewonnenen Daten in praxisrelevante Ideen und Lösungsansätze zu transferieren, wird im Rahmen des CI ein sogenannter Wall Walk durchgeführt. In einem im Gesamtteam durchgeführten und moderierten Workshop werden die generierten Post-Its und erstellten Modelle bearbeitet. Auch in dieser Phase steht das Eintauchen in die Lebenswelten der Nutzer*innen im zentralen Fokus. Im Unterschied zu den kleineren Interpretationseinheiten findet dieses auch mit bisher nicht beteiligten Teammitgliedern statt.

Im Wall Walk werden die konsolidierten Daten, also die erstellten Post-Its in zufälliger Anordnung an eine Wand geklebt. In einem (unter Umständen und abhängig von der Datenlage zwei bis dreitägigen Prozess) werden diese Daten schließlich neu gruppiert. Ziel ist dabei, die gewonnenen Daten in kleinen Gruppen zu Clustern zusammenzufassen und damit Probleme sichtbar zu machen (siehe Foto 1 und 2).

Jedes Cluster beschreibt dabei ein einzelnes Thema bzw. einen einzelnen Aspekt. Die Cluster wenden explizit klein gehalten und bei größeren Sammlungen sind die Forschenden dazu angehalten, diese weiter auszudifferenzieren. Mithilfe von verschiedenen Farben werden weitere Differenzierungen vorgenommen: vom Gesamtthema auf Interessensbereiche bis hin zu einzelnen Aspekten. Dieser „Affinity-Prozess" findet von unten nach oben statt, indem die Notizen nacheinander zu Themen gruppiert werden.

Durch diesen Prozess müssen sich die einzelnen Teammitglieder aus ihren jeweiligen Professionen heraus mit den Daten auseinandersetzten, sich aber auch gleichzeitig in die (Lebens-)Welt der Benutzer*innen begeben und deren Bedeutungen beachten. Durch die intensive Beschäftigung mit den Daten in einer größeren Gruppe wird ein besonders tiefes Eintauchen möglich. Durch diesen Prozess wird gleichwohl aber auch schon der Übergang in die nächste Phase, laut Holzblatt und Beyer ein Designprozess, gestartet. Durch den hierarchischen Aufbau sind die Daten leicht zu lesen, übersichtlich aufgebaut und einfach zu

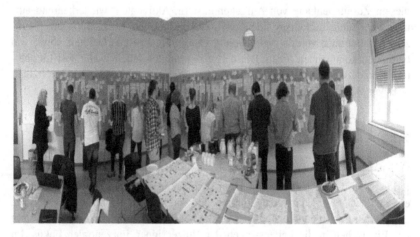

Foto 1 © Bejan

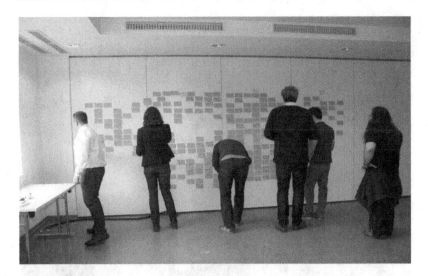

Foto 2 © Lindwedel

interpretieren (dann entsprechend von oben nach unten zu lesen). Die Struktur trägt dazu bei, dass auch komplexe Datenlagen vereinfacht wahrgenommen und bearbeitet werden können, ohne an Detailreichtum zu verlieren. Auf Basis dieser Daten können dann neue Gestaltungsideen entwickelt und diskutiert werden. Durch die geschichtenartige, narrative Darstellung der Ergebnisse können darüber hinaus Kommunikationsprozesse gestartet werden, aber Daten auch über einen längeren Zeitraum sichtbar gemacht werden (siehe Foto 3 und 4).

Der „Wall Walk" an sich ist eine individuelle Erfahrung. Die im Affinity-Diagramm dargestellte Geschichten werden unter dem Gesichtspunkt der Erstellung eines Produktes betrachtet und so (spontane) Ideen generiert. Hierbei ist auch die jeweilige Fragestellung und Profession/Sichtweise von Relevanz. So entstandene – unverbindliche und spontane – Ideen werden wiederum auf Post-Its festgehalten und neben der entsprechenden Geschichte platziert. Die individuellen Ideen werden in einem interaktiven Prozess gelesen und besprochen und werden so immer ausgereifter. Dieser Schritt ist essenziell für die Entwicklung von sinnvollen, greifbaren und nutzer*innennahen Lösungsansätzen.

Letztlich entsteht auf diesem Weg eine Liste von möglichen Themen und Ideen, die besprochen und nach Rangfolge geordnet werden, bis eine Liste mit „Hot Ideas" entsteht, die potenziell von verschiedenen Kleinteams umgesetzt

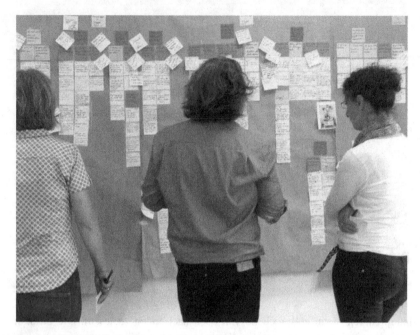

Foto 3   © Bejan

werden können. Diese Daten werden dann in 20- bis 40-minütigen „Visionswork-shops" weiter ausgearbeitet und verifiziert. Die einzelnen Visionen, aber auch möglicherweise auftretende Probleme, werden in diesen Workshops besprochen, visualisiert und re-evaluiert (vgl. Holtzblatt & Beyer, 2014, 2015).

2.4   Weitere Schritte

Im weiteren Verlauf werden auf Basis der Daten und Ideen sowohl Storyboards und Problemszenarien formuliert als auch Personas erstellt, die die proto-typischen Nutzer*innen abbilden. Darüber hinaus werden auch alle relevanten Produkt- und Systemanforderungen festgehalten, auf deren Basis dann erste Prototypen (zuerst aus Papier oder einfachen Mock-Ups) erstellt und in der Praxis und Lebenswelt getestet werden. Typischerweise werden diese von Interviews

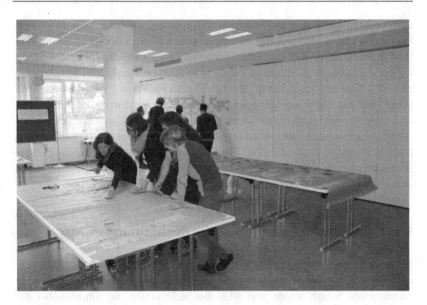

Foto 4 © Lindwedel

begleitet, um diese in iterativen Schleifen immer weiter zu verbessern und ver-feinern, gegebenenfalls aber auch zu verwerfen (vgl. Holtzblatt & Beyer, 2014, 2015).

3 Praktische Umsetzung der CI im Projekt situCare

Aufbauend auf einer umfangreichen Literaturrecherche erfolgten für die beiden Settings außerklinische Intensivpflege sowie Palliativversorgung getrennte Kontextanalysen. Im Speziellen wurden vor allem die Aspekte der in Abschnitt 2 beschriebenen „Contextual Inquiry" durchgeführt. Exemplarisch wird an dieser Stelle aus dem Kontext der außerklinischen Intensivversorgung berichtet.

Im Dezember 2016 wurden hierfür an mehreren aufeinander folgenden Tagen Beobachtungen in ambulanten Beatmungswohngemeinschaften sowie eine Beobachtung in einem heimischen Setting durchgeführt. Mit der Absicht, ein möglichst breites Bild an Beobachtungen zu erhalten, wurden jeweils Teams von zwei Personen, je eine mit und eine ohne pflegerische Ausbildung, in die Einrichtungen entsandt. Ziel der Erhebungen war es, einen klassischen Tagesablauf in den sogenannten „Beatmungs-WGs", aber auch im häuslichen Wohnbereich, zu beobachten und festzuhalten. Hierbei wurden im Vorfeld zwei Fokusse festgelegt, auf die ein besonderes Augenmerk gelegt werden sollte: der Einsatz und Umgang mit (assistiven) Technologien sowie typischerweise auftretende Belastungssituationen. Im Anschluss an die Beobachtungen fanden zudem Interviews mit den anwesenden Pflegekräften und Angehörigen statt. Diese Beobachtungen wurden am selben Tag an zwei Teammitgliedern berichtet und analog zur Methode von diesen auf Post-Its schriftlich festgehalten.

3.1 Besondere Erkenntnisse der Beobachtungen

Neben den Beschreibungen der Wohngemeinschaft bzw. der Wohnungsgegebenheiten wurde vor allem von dem pflegerischen Alltag im Setting berichtet. In einem ersten Schritt wurde von allen Beobachterinnen die Situation bei der Ankunft beschrieben. Hierbei wurde beispielsweise darauf verwiesen, dass bei der Ankunft die Überwachung einer dauerbeatmeten Patientin über ein Babyphon vorgenommen wurden, andere Patient*innen gemeinsam Fernseher geschaut haben und die Pflegekräfte im Küchenbereich Dokumentationen vorgenommen sowie die Grundpflege ausgeführt haben. Besonders bei der Beobachtung der grundpflegerischen Situationen ließen sich, wenn auch nicht verwunderlich, deutliche Unterschiede bei den beiden Beobachterinnen feststellen. Während die Beobachterin ohne pflegerische Erfahrungen das gesamte Setting beobachtete und entsprechend mehr Aussagen zum gesamten Kontext geben konnte, fokussierten die Beobachterinnen mit pflegerischer Erfahrung auch auf diese Prozesse. Eine Beobachterin mit pflegerischer Kenntnis hielt in diesem Zusammenhang eine Pflegesituation auch mithilfe einer Skizze der Laufwege der Pflegenden fest (siehe Abb. 1). Vor dem Hintergrund, dass die Pflege bei einem MRSA-positiven Patienten erfolgte, ist zudem anzumerken, dass die Körperpflege nicht nur deswegen unterbrochen werden musste, weil entsprechend benötigte Materialien nicht vorbereitet gewesen waren, sondern auch, weil in einem anderen Zimmer das Beatmungsgerät alarmierte, dies am anderen Ende der Wohngemeinschaft nicht wahrzunehmen war und so die dritte Pflegekraft aus dem Zimmer heraus erst informiert werden musste.

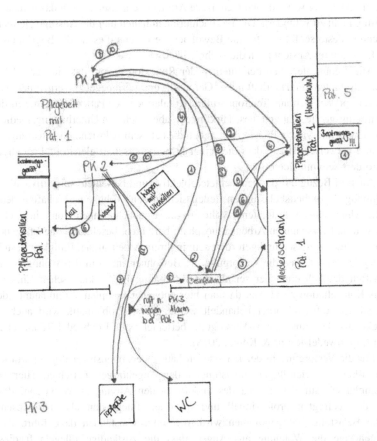

Abb. 1 Schematische Darstellung der Laufwege von Pflegenden während der Grundpflege (Physical + Sequence Model nach CI)

Auf diese Situation angesprochen reflektieren die beteiligten Pflegekräfte ganz unterschiedlich. Während sich eine Pflegekraft mehr technische Unterstützung – beispielsweise durch eine optische oder deutliche akustische Alarmierung (ähnlich wie in einem stationären Setting) – wünscht, beharrt eine andere Pflegekraft darauf, so wenig wie möglich technische Artefakte einzusetzen, um das häusliche Setting nicht zu verändern. Die Beobachterinnen halten hier die Aussage „je mehr Technik, desto schlimmer für die Bewohner" fest, denn dies, so die Begründung, verhindert ihrer Ansicht nach die Wohnlichkeit.

Alle Beobachterinnen berichten in der Reflexion davon, dass in den Wohngemeinschaften ein dauerhaft hoher Geräusch- und Lärmpegel zu vernehmen war. Dieser speistet sich aus Telefonanrufen, Rufalarmen der Patienten, Alarmen der Beatmungsgeräte, Babyphones, Türklingeln, aber auch von Unterhaltungsmedien. Auch zwei interviewte Pflegekräfte geben dies als sehr belastend und anstrengend an und verweisen darauf, dass dies einer Dauerbereitschaft gleicht und ständiges Gefordert-sein mit sich bringt.

Auch in Bezug auf die beobachtete objektive und berichtete subjektive Wahrnehmung der Arbeitsbelastungen ließen sich in den Wohngemeinschaften deutliche Unterschiede festhalten. Während die Beobachterinnen von einer eher ruhigen und entspannten Arbeitsatmosphäre berichten, beschreibt eine Pflegende ein ständiges zerrissen und gefordert sein in ihrem Arbeitsalltag. Einigkeit besteht dagegen darüber, dass die Versorgung der Bewohner*innen in den Wohngemeinschaften deutlich einfacher sei als die Versorgung in der klassischen Eins-zu-Eins-Konstellation zu Hause, da man hier entweder komplett vereinnahmt oder als störender Fremdkörper behandelt werde. Diese Problematik wird auch so direkt aus der Eins-zu-eins-Versorgung berichtet (vgl. Lindwedel-Reime et al. 2017, Lindwedel-Reime & König, 2018).

Für die Versorgung in der klassischen häuslichen Intensivversorgung wurden vor allem die vielfältigen Belastungen der Angehörigen berichtet. Hier sei exemplarisch auf das Thema des endotrachealen Absaugens verwiesen, dass bei den befragten professionell und informell Pflegenden als eine wesentliche Belastung wahrgenommen wird, die unter Umständen dazu führt, dass Angehörige die Wohnung aus Angst, dass die zuständige Pflegekraft diese komplexe Tätigkeit nicht beherrscht, nicht mehr verlassen (vgl. Lindwedel-Reime & König, 2018). Darüber hinaus ist besonders für diesen Kontext anzumerken, dass das Wohn- und Lebensumfeld eine ganz wesentliche Rolle in der Versorgung einnimmt, da die täglichen Pflegesituationen zuweilen in Küchen und Wohnzimmern stattfinden.

3.2   Wall Walk

Der Methodik von Holtzblatt und Beyer folgend wurde von den Beobachterinnen jeweils wenige Stunden nach der Datenerhebung Beobachtungen, Eindrücke, Perspektiven und Erlebnisse berichtet. Drei interdisziplinäre Teammitglieder hielten dies entsprechend auf Post-Its fest. Letztlich konnten so aus den Beobachtungen, Interviews und Reflexionen 394 Statements festgehalten werden. Beispielsweise wurde folgende Statements festgehalten:

- „Ich würde so gern mit meinem Mann verreisen"
- „Pfleger verlassen die „Station" nahezu nie, verbringen dort ihre Pausen"
- „Jeder Bewohner hat ein anderes Beatmungsgerät, trotzdem Umgang der Pfleger mit Geräten souverän"
- „Ich bin nur noch mit mir alleine"

Die durch die Beobachtungen und Interviews gewonnenen Daten wurden mithilfe eines Wall Walks mit allen beteiligten Forschungspartnerinnen gelesen, diskutiert und letztlich zu einem „Affinity-Diagramm" überführt. Alle Aussagen und Statements wurden in relevanten Themen geclustert und auf ihre Lösbarkeit im Projekt bewertet. Auf diese Art ließen sich 39 Cluster festhalten. In der Reflexion der Cluster wurden diese nochmals vom gesamten Projektkonsortium diskutiert, Ideen erläutert sowie erste Lösungsideen festgehalten. Durch diese Herangehensweise ließen sich letztlich 24 Problemlagen sowie erste Lösungsideen generieren und skizzieren.

Insgesamt ließ sich festhalten, dass sich für den Bereich der außerklinischen Intensivversorgung eine Reihe zielgruppenspezifische Kernthemen darstellten, die durchaus verschiedene Personengruppen betreffen und die oft in einer Beziehung oder gewissen Abhängigkeit zueinander stehen. Exemplarisch sei hier die Kommunikation zwischen den professionellen Pflegekräften und den Angehörigen, eine Nähe- und Distanz-Thematik in der Eins-zu-Eins-Versorgung oder auch fehlendes Wissen im Beatmungskontext genannt. Darauf aufbauend wurde im Konsortium eine Prioritätenliste erstellt und fünf Problemlagen mithilfe von Szenarien weiterführend beschrieben. Diese wurden durch weitere Interviews mit Betroffenen und Pflegenden validiert. Die Szenarien wurden dann zurück an die Projektpartner gegeben, um Lösungsmöglichkeiten einzubringen und zu erarbeiten.

Das gleiche Vorgehen wurde, wenn auch etwas zeitversetzt, für den Kontext der ambulanten Palliativversorgung durchgeführt. Hier ließen sich auf der Basis von Beobachtungen und Interviews weitere 400 Statements festhalten, aus denen wiederum, mittels eines Wall Walks und Affinity-Diagramms, die fünf relevantesten Probleme weiterführend bearbeitet wurden. Hierzu zählte neben dem Einsatz von Technologien zur Überbrückung von räumlichen Distanzen in der Versorgung (Telekommunikation) auch das Thema Wissensdefizite.

3.3 Ausgewählte Lösungsideen im Projekt situCare

Auf Basis der beschriebenen Vorgehensweise wurde im Projekt situCare an einer Reihe von Lösungs- und Unterstützungsmöglichkeiten gearbeitet.

Wissensdefizite – VR-Anwendung zum endotrachealen Absaugen
Sowohl pflegende Angehörige als auch professionelle Pflegekräfte berichten, dass viele Kolleg*innen das endotracheale Absaugen in der Praxis nicht oder nur sehr unzureichend ausführen. Dies führt bei allen Beteiligten zu einem enormen Stress- und Belastungsfaktor und führt unter anderem auch dazu, dass pflegende Angehörige in der außerklinischen Intensivversorgung das Haus oder die Wohnung nicht mehr verlassen, um sicherzugehen, dass eine adäquate Versorgung gewährleistet wird (vgl. Lindwedel-Reime & König, 2018).

Vor diesem Hintergrund wurde gemeinsam mit einem Projektpartner an einem multimedialen und modularen Absaugtraining für Pflegekräfte gearbeitet (vgl. Lindwedel-Reime et al., 2018, Lindwedel-Reime et al., 2019a). Seitens des IMTTs wurde eine Virtual-Reality Anwendung erarbeitet, die eine den Standards entsprechende schrittweise Anleitung durch das endotracheale Absaugen gibt und Pflegende somit unterstützt, diese komplexe Tätigkeit einzuüben, ohne die Betroffenen dabei zu gefährden. Diese Anwendung wurde in der Projektlaufzeit im Rahmen von ersten Pilottests sowie einer ersten größeren Studie untersucht und bewertet (vgl. Plotzky et al., 2019, 2020). Aktuell wird diese Lernanwendung in einem Folgeprojekt weiterbearbeitet (vgl. Projekt xR-Skills Lab).

Wissensdefizite – Palliative Versorgung in der Altenpflege
Auch im Kontext der Palliativversorgung wurde an den Wissensdefiziten gearbeitet. Neben der stetig steigen Anzahl an palliativen Patient*innen in den stationären Pflegeeinrichtungen zeigt sich, dass besonders in der Altenpflege

viele Pflegekräfte nur mangelndes Wissen über diesen Aufgabenbereich haben. Dies ist auf vielfältige Gründe zurückzuführen, so nimmt beispielsweise dieser Themenkomplex in der Ausbildung nur einen minimalen Teil ein. Die dadurch entstehenden Unsicherheiten führen im Umkehrschluss aber dazu, dass die Patient*innen zum Teil unter schwierigen Bedingungen versterben und das Pflegepersonal überfordert und belastet ist (vgl. Czudnochowski et al., 2019). Diesem erheblichen Schulungs- und Unterstützungsbedarf Rechnung tragend wurde gemeinsam mit dem SAPV-Team ein Schulungskonzept entwickelt, das zudem von einer Homepage mit Wissensbausteinen zur palliativen Versorgung unterstützt wird (http://palliativlexikon-freiburg.de/).

Eine Palliativfachkraft des SAPV-Teams schult in den Altenpflegeeinrichtungen Pflegekräfte hinsichtlich verschiedener Aspekte. Hierzu zählen die Module „Grundlagen der SAPV" sowie „Essen und Trinken am Lebensende". Bis zum Projektende konnten bereits acht Schulungen mit 178 Teilnehmenden durchgeführt und evaluiert werden. Die Altenpflegenden nehmen diese Schulungen als sehr hilfreich und gewinnbringen wahr und geben darüber hinaus auch an, dass sie im Arbeitsalltag oft nicht genügen Zeit haben, um sich im gewünschten Maß um die Sterbenden zu kümmern (Lindwedel-Reime et al., 2019b).

Telekommunikation in der pflegerischen Versorgung
Bedingt durch oft lange Fahrtwege, Fehlalarmierungen und Krisensituationen ergab sich auf Basis der Beobachtungen und Interviews mehrfach der Bedarf und Wunsch nach einer Möglichkeit, wenn möglich ein direktes Feedback geben zu können. Zwar kann dies durch ein herkömmliches Telefonat auch erreicht werden, birgt aber immer einen gewissen Unsicherheitsfaktor oder Verzerrungen, beispielsweise wenn es darum geht, die Atmungssituation über ein Telefongespräch einzuschätzen.

Im Rahmen des Projektes wurden entsprechende Versuche unternommen, Videokommunikation in Feldtest in die Versorgung zu integrieren. Hierfür wurden drei verschiedene Settings und unterschiedliche Videokommunikationsmedien betrachtet. So wurde in der Angehörigenschulung einer Home Care-Versorgung ein beweglicher Videokommunikationsroboter (Double) eingesetzt, in einer ambulanten Palliativversorgung ein feststehendes System sowie eine Tabletlösung in der palliativen Versorgung in einer Altenpflegeeinrichtung. Die Erkenntnisse sowie Chancen und Hindernisse waren dabei sehr unterschiedlich (vgl. Lindwedel et al., 2020). Während beispielsweise die Schulungen als sehr positiv wahrgenommen wurden, gaben Patient*innen an, dass die Kommunikation mit der zuständigen SAPV-Pflegekraft auf das Minimum reduziert war und als eher geschäftsmäßig wahrgenommen wurde. Gleichzeitig eröffnen sich eine Reihe neuer Handlungsfelder und Möglichkeiten für Patient*innen, Angehörige und Pflegende. Auch in diesem Themenfeld arbeitet das Institut Mensch, Technik und Teilhabe inzwischen in einem Folgeprojekt, das sich mit Telecare und -kommunikation in der pädiatrischen Palliativversorgung beschäftigt (vgl. Projekt TelePaepa).

Darüber hinaus konnte aufgrund der Basisanalysen durch die anderen beteiligten Projektpartner an zahlreichen Ansätzen gearbeitet werden (u. a. Entlassmanagmentplattform, fernauslesbare Schmerzpumpen, Augmented-Reality-Anwendungen)

4   Lesson Learned

Die Arbeit in interdisziplinären Projekten in Kontext von Pflege und Technik bringt eine Reihe von Chancen, aber auch einige potenzielle Fallstricke mit sich. Essenziell für ein gutes Gelingen von Projekten im Kontext von Pflege und Technik ist es, eine gemeinsame Sprache und Idee darüber zu entwickeln, was gemeinsam erreicht werden soll. Vor allem die gemeinsame und interdisziplinäre Erhebung und Analyse des Kontextes ist entscheidend. Die unterschiedlichen Sozialisationen und entsprechenden Sichtweisen auf das Feld und auf die Problemlagen bringen bei der Erhebung und Beschreibung des Kontextes eine größere Vielfalt an Daten und Sichtweisen mit sich. Diese sind, genau wie der explizite Einbezug der Nutzer*innen und Betroffenen, geradezu unerlässlich, um diesem komplexen Themenfeld zu genügen. Darüber hinaus hat sich zumindest in Kontext des vorgestellten Projektes gezeigt, dass der nutzerorientierte und gemeinsame Entwicklungsprozess mithilfe einer Methode wie der Contextual Inquiry zielführend und mehrwertbringend sein kann, sodass Forschungsgegenstände auch in Folgeprojekten weiterführend untersucht und bearbeitet werden können.

Literatur

Czudnochowski, D., Lindwedel-Reime, U., Kuhlberg, J., König, P., & Topp J. (2019). Challenges for a successful cooperation between specialised palliative care and geriatric nursing homes. In *16th Word Congress of the European Association for Palliative Care.*

Genus, A. (2006). Rethinking constructive technology assessment as demographic, reflective, discourse. *Technological Forecasting and Social Change., 73*(1), 13–26.

Holtzblatt, K., & Beyer, H. (2014). Contextual design. In: Interaction Design Foundation (Hrsg.) *The encyclopedia of human-computer interaction*, 2nd Ed. Chapter 8.

Holtzblatt, K., & Beyer, H. (2015). Contextual design: evolved. (Synthesis lectures on human-centered informatics #24). Morgan & Claypool Publishers.

Hülsker-Giesler, M. (2019). Robotik in der Pflege – Einordnung und Bewertung aus Sicht der Pflegewissenschaft. Fachgespräch »Robotik in der Pflege – gesellschaftliche Herausforderungen«, Abstracts zu den Beiträgen der Sachverständigen. Büro für Technikfolgenabschätzung beim Deutschen Bundestag (TAB). https://www.tab-beim-bundes-tag.de/de/pdf/publikationen/dokumentationen/Abstracts_FG_Robotik_Pflege_TAdialogBT_20.02.2019.pdf. [Download 20.09.2020].

Krings, B.-J. (2019). Kommentar aus der Perspektive der Technikfolgenab-schätzung. Fachgespräch »Robotik in der Pflege – gesellschaftliche Heraus-forderungen«, Abstracts zu den Beiträgen der Sachverständigen. Büro für Technikfolgenabschätzung beim Deutschen Bundestag (TAB). https://www.tab-beim-bundes-tag.de/de/pdf/publikationen/dokumentationen/Abstracts_FG_Robotik_Pflege_TAdialogBT_20.02.2019.pdf. [Download 20.09.2020].

Kunze, C. (2017). Technikgestaltung für die Pflegepraxis. *Pflege & Gesellschaft, 2017*(2), 130–145.

Künemund, H. (2015). Chancen und Herausforderungen assistiver Technik. Nutzerbedarfe und Technikakzeptanz im Alter. *Technikfolgenabschätzung – Theorie und Praxis, 24*(2), 28–35.

Lindwedel, U., Kuhlberg, J., & Czudnochowski, D. (2021). Videokommunikation in der Pflege – Chancen und Hindernisse. In A. Meißner & C. Kunze (Hrsg.), *Neue Techno-logien in der Pflege*. Wissen, verstehen, Handeln. Kohlhammer; S 81-96.

Lindwedel-Reime, U., Plotzky, C., Blattert, L., Kunze, C., & König, P. (2019a). Evaluation eines VR-gestütztes Absaugtraining für professionell Pflegende in Ausbildung und Praxis. In *PIZ-Clusterkonferenz 2019*.

Lindwedel-Reime, U., Blattert, L., Kuhlberg, J., Czudnochowski, D., & König, P. (2019b). Palliatives Wissen für Altenpflegende – Evaluation einer Schulung und Homepage zur Versorgung am Lebensende. In *PIZ-Clusterkonferenz 2019*.

Lindwedel-Reime, U., Kohout, L., Blattert, L., Scheurer, A., König, P., & Kunze, C. (2018). Konzeption eines multimedialen Absaugtrainings für Pflegende im Rahmen des Projekts situCare. In *PIZ-Clusterkonferenz 2018*.

Lindwedel-Reime, U., & König, P. (2018). Wahrgenommene Belastungen professionell Pflegender in der außerklinischen Beatmungspflege. Welchen Einfluss hat die Technik? In *Tagungsband PIZ-Clusterkonferenz 2018*.

Lindwedel-Reime, U., Scheurer, A., & König, P. (2017). Der Einfluss von assistiven Technologien auf Belastungssituationen von professionell Pflegenden in ambulant-intensiven Wohngemeinschaften. *European Nursing Informatics (ENI) 2017*.

Lindwedel-Reime, U., Röll, N., Gradel, C., Lautenschläger, S., Kunze, C., & König, P. (2016). *Effekte und Nutzen altersgerechter Assistenzsysteme (ENAS): Leitfaden für die Planung und Durchführung von Studien zur Evaluation neuer technischer Assistenz-systeme in Forschungs- und Entwicklungsprojekten*. FZI Forschungszentrum Informatik.

Plotzky, C., Lindwedel-Reime, U., Bejan, A., Blattert, L., Walzer, S., Kunze, C., & König, P. (2019). *Potentiale von Virtual Reality zum Lehren und Lernen von Pflegetechniken*. Posterpräsentation, European Nursing Informatics (ENI) 2019, Flensburg.

Plotzky, C., Lindwedel-Reime, U., Bejan, A., König, P., & Kunze, C. (2020). *Virtual Reality in Health Care Education: A Study about the Effects of Presence on Acceptance and Knowledge Improvement among Health Care Students*. 18. Fachtagung Bildungstechnologien (DELFI), Lecture Notes in Informatics (LNI), Gesellschaft für Informatik, Bonn, 09/2020.

Sun, H., De Florio, V., Gui, N., & Blondia, C. (2010). The missing ones: Key ingredients towards effective ambient assisted living systems. *Journal of Ambient Intelligence and Smart Environments, 2*(2), 109–120.

Weber, K. (2017). Demografie, Technik, Ethik: Methoden der normativen Gestaltung technisch gestützter Pflege. *Pflege & Gesellschaft, 2017*(4), 338–352.

Weiß, C. (2019). Kommentar aus der Perspektive der Forschungs-förderung. Fachgespräch »Robotik in der Pflege – gesellschaftliche Herausforderungen«, Abstracts zu den Beiträgen der Sachverständigen. Büro für Technikfolgenabschätzung beim Deutschen Bundestag (TAB). https://www.tab-beim-bundes-tag.de/de/pdf/publikationen/dokumentationen/Abstracts_FG_Robotik_Pflege_TAdialogBT_20.02.2019.pdf. [Download 20.09.2020].

Ulrike Lindwedel, Wissenschaftliche Mitarbeiterin am Institut Mensch, Technik und Teilhabe der Hochschule Furtwangen.

Forschungsschwerpunkte: Pflege im Kontext assistiver Technologien, (pädiatrische) Palliative Care, Demenz, Global Health & Nursing.

liru@hs-furtwangen.de

Systematische Metaphernanalyse

Julia Schröder

Die Betonung der Bedeutung des sprachlichen Phänomens Metapher als ein zentrales Thema der qualitativen Sozialforschung ist vor allem dem Metaphernverständnis der kognitiven Linguistik zu verdanken. In Ihrem 1980[1] veröffentlichten Buch „Metaphors we live by" haben der Linguist George Lakoff und der Philosoph Mark Johnson die bisherigen Annahmen zur Funktion der Metapher erheblich erweitert und in der Folge den Blick der Forschung auf Sprache und deren Gebrauch radikal verändert. So gehen Lakoff und Johnson davon aus, dass Metaphern nicht nur bloße oder rhetorische Stilmittel sind, sondern das Alltagsleben durchdringen, und zwar nicht nur in Bezug auf die Sprache, sondern auch in Bezug auf unser Denken, Fühlen und Handeln. Schmitt u. a. bezeichnen jenes Werk daher auch als die „Geburtsstunde der Metaphernanalyse" und als inzwischen „international anerkanntes Standardwerk" (Schmitt et al., 2018: V). Gleichwohl Lakoff und Johnson damit die zentrale Basis für die Metaphernanalyse gelegt haben, fasst Buchholz die Ausarbeitungen der beiden Autor*innen

---

[1] Im Folgenden wird nicht nur aus der Erstausgabe von 1980, sondern ebenso sowohl aus der deutschen Übersetzung „Leben in Metaphern" (2007), als auch aus der von Lakoff und Johnson überarbeiteten Fassung aus dem Jahr 2003 zitiert.

J. Schröder (✉)
Institut SOP, Universität Hildesheim, Hildesheim, Deutschland
E-Mail: julia.schroeder@uni-hildesheim.de

S. U. Nover (Hrsg.), *Theoriegeleitete Forschungswege in der Pflegewissenschaft 2*, Vallendarer Schriften der Pflegewissenschaft 12, https://doi.org/10.1007/978-3-658-39382-3_6

als „kreatives Chaos" (Buchholz, 1996: 39) zusammen und bemängelt, dass
diese nicht problemlos in sozialwissenschaftliches Denken zu integrieren sind.
Und auch Schmitt u. a. weisen darauf hin, dass es, um die Metaphernanalyse als
empirische Methode systematisch anwenden zu können, „einer Ausformulierung
der theoretischen und methodologischen Grundlagen sowie eines daraus nachvollziehbar abgeleiteten methodischen Vorgehens bedarf" (Schmitt et al. 2018: V).

Ziel des vorliegenden Artikels ist es daher, die Metaphernanalyse als Methode
der qualitativ-rekonstruktiven Sozialforschung zu entfalten und ein Vorgehen
vorzustellen, die Metaphernanalyse als qualitative Auswertungsmethode anzuwenden.

Im Folgenden soll daher zunächst das hier zugrunde liegende Metaphernverständnis expliziert und im Rahmen der kognitiven Metapherntheorie verortet
werden. Die wichtigsten Grundannahmen sowie zentralen Begrifflichkeiten der
kognitiven Metapherntheorie werden vorgestellt. Im Anschluss daran wird das
konkrete methodische Vorgehen transparent gemacht. Abschließend wird in Form
eines kurzen Ausblicks die Metaphernanalyse in Hinblick auf mögliche Weiterentwicklungen reflektiert.

---

1   Zum Metaphernverständnis

„Oder kürzer ausgedrückt: was meinen wir mit ‚Metapher'?" (Black, 1954: 55)

Die Ansichten, Definitionen und Theorien zum Phänomen Metapher sind vielfältig und alles andere als unumstritten. So konstatiert beispielsweise Baldauf:

> „Als Abweichung von der als Norm angesehenen literalen Sprache, als sprachlicher
> Sonderfall, oder als Spielerei ist die Metapher von der Antike bis heute vielfach
> beschrieben, analysiert und kritisiert worden" (Baldauf, 1997: 13).

Insgesamt existiert eine Vielzahl von Definitionen der Metapher. Allein Lieb hat
im Jahr 1964 eine Sammlung von 125 verschiedenen Metaphern-Definitionen
vorgelegt – ohne Anspruch auf Vollständigkeit (vgl. Lieb, 1964). Eine detaillierte
und vollständige historische Aufarbeitung der verschiedenen Metapherntheorien,
-verständnisse und -entwicklungen würde daher an dieser Stelle zu weit führen.
Aus diesem Grund beschränkt sich der vorliegende Artikel auf die Rezeption der
kognitiven Metapherntheorie als zentrale Grundlage der im weiteren Verlauf vor-
zustellenden systematischen Metaphernanalyse.

1.1   Die kognitive Metapherntheorie

Zu den bekanntesten Vertretern der kognitiven Metapherntheorie zählen, wie eingangs bereits erwähnt, der Linguist George Lakoff und der Philosoph Mark Johnson.

Die beiden Autoren gehen davon aus, dass Metaphern in Bezug auf unsere Sprache, unser Denken und Handeln das Alltagsleben durchdringen. So konstatieren die beiden Autoren: „Unser alltägliches Konzeptsystem, nach dem wir sowohl denken als auch handeln, ist im Kern und grundsätzlich metaphorisch" (Lakoff & Johnson, 2007: 11). Metaphern werden damit als „sprachlich-kognitive[2] Konstrukte" verstanden, d. h. nicht nur als Ausdrucksformen der Sprache, sondern als Träger kognitiver und emotionaler Strukturen (vgl. ebd. 2007). So fasst beispielsweise Klaus Niedermair zusammen:

> „Der eigentliche Clou dieses Ansatzes besteht darin, dass das Funktionsprinzip der Metapher ʼvonʼ der Sprache – eigentlich ganz im Widerspruch zum Erkenntnisinteresse der Linguistik – ʼaufʼ die Ebene der Kognition ʼübertragenʼ wird, mehr noch: Die Metapher wird primär zu einem kognitiven Prinzip, dann zu einem handlungstheoretischen und erst nachrangig zu einem sprachlichen" (Niedermair, 2001: 152).

Interessant ist deshalb auch nicht mehr die einzelne Metapher: Lakoff und Johnson weisen darauf hin, dass Metaphern nicht beliebig sind, sondern aus übergreifenden metaphorischen Systemen hervorgehen, die es ermöglichen ein „metaphorisches Konzept" zu rekonstruieren (Lakoff & Johnson, 2007: 11).

Diese metaphorischen Konzepte, so die These, strukturieren die menschliche Erfahrung und das menschliche Denken. Lakoff und Johnson bieten daher eine radikal einfache Definition einer Metapher an:

> „The essence of metaphor is understanding and experiencing one kind in terms of another" (Lakoff & Johnson, 1980: 5).

Konzeptualisierung basiert demnach auf metaphorischen Übertragungen *(mapping)* von einfachen und wahrnehmbaren Erfahrungsbereichen *(source domain)* auf komplexere Erfahrungsbereiche *(target domain)* (vgl. Lakoff & Johnson, 2007: 66 f.). Vereinfacht ausgedrückt: Metaphern übertragen Struktureigenschaften von einer Bildquelle auf abstraktere Zielbereiche.

---

[2] Schmitt weist darauf hin, dass das Wort „kognitiv" für Lakoff und Johnson sensorische, handlungsbezogene und kulturelle Phänomene impliziert (vgl. Schmitt, 2013).

Im Folgenden werden die zentralen Grundannahmen sowie Begrifflichkeiten der kognitiven Metapherntheorie, auf welche im metaphernanalytischen Vorgehen des vorliegenden Artikels Bezug genommen wird, erläutert.

2   Grundannahmen der kognitiven Metapherntheorie

In Anlehnung an das Metaphernverständnis nach Lakoff und Johnson liegt laut Rudolf Schmitt eine Metapher dann vor, „wenn

a) ein Wort/eine Redewendung in einem strengen Sinn in dem für die Sprechäußerung relevanten Kontext mehr als nur wörtliche Bedeutung hat; und
b) die wörtliche Bedeutung auf einen prägnanten Bedeutungsbereich (Quellbereich) verweist,
c) der auf einen zweiten, oft abstrakteren Bereich (Zielbereich) übertragen wird" (Schmitt, 2013: 1).

Anhand dieser Definition wird deutlich, dass Lakoff und Johnson ein kontextgebundenes Metaphernverständnis propagieren. Beispielsweise könnte die Redewendung „das stößt mir sauer auf" sowohl darauf hindeuten, dass wir tatsächlich etwas „saures" gegessen haben, das uns nun „aufstößt", als auch dass wir uns über etwas geärgert haben, das uns metaphorisch, d. h. im übertragenen Sinn „aufstößt". Genauso wäre es denkbar, dass uns etwas wörtlich und metaphorisch zugleich „sauer aufstößt". Die Identifikation von Metaphern und Rekonstruktion metaphorischer Konzepte ist daher sowohl kontext- als auch kulturgebunden, d. h. von den „sinnverstehenden Kompetenzen der Interpretierenden abhängig" und kann als „hermeneutischer Prozess" beschrieben werden (Schmitt, 2011: 50 f.).

2.1   „Hiding" und „Highlighting"

Zudem ist anzumerken, dass lediglich bestimmte Struktureigenschaften von einer Bildquelle auf einen Zielbereich übertragen werden, denn Metaphern strukturieren einen Zielbereich immer nur partiell. Dieses Phänomen bezeichnen Lakoff und Johnson als „Hiding" und „Highlighting", als „Verbergen" und „Beleuchten" (vgl. Lakoff & Johnson, 2007: 18 ff.). D. h. jede Metapher hat also Stärken und Schwächen. Aus diesem Grund wird ein abstrakter Zielbereich meist durch mehrere metaphorische Konzepte bzw. durch mehrere Quellbereiche strukturiert. Die verschiedenen Quellbereiche betonen dabei stets unterschiedliche Aspekte und relativieren und ergänzen sich gegenseitig, sodass ein differenziertes Bild des zu untersuchenden Zielbereichs entsteht.

2.2 „Konzeptuelle", „orientierende" und „ontologisierende" Metaphern

In ihrer Erstpublikation (1980) unterscheiden Lakoff und Johnson drei verschiedene Metaphern-Typen: konzeptuelle, orientierende und ontologisierende Metaphern.

Die konzeptuellen Metaphern bilden den Ausgangspunkt ihrer Metapherntheorie. Als konzeptuelle Metapher bezeichnen Lakoff und Johnson die Zusammenfassung aller metaphorischen Redewendungen, die einem gemeinsamen erfahrungsbasierten Quellbereich entstammen und auf einen geteilten, oftmals abstrakteren Zielbereich übertragen werden können. Damit entsprechen konzeptuelle Metaphern im weitesten Sinne dem bereits eingeführten Terminus des „metaphorischen Konzeptes". Ihr wohl prominentestes Beispiel einer konzeptuellen Metapher lautet „Argumentieren ist Krieg"[3]. Dem abstrakten Zielbereich des „Argumentierens" wird hier die Gestalt und Struktur eines „Krieges" verliehen. Diese Strukturierung erscheint nachvollziehbar, da wir nicht nur über das „Argumentieren" in Kriegsbegriffen sprechen (vgl. „ich griff ihn an", „ich schmetterte seine Argumente ab", „ich wurde von ihm attackiert" etc.), sondern auch „kriegerisch handeln", während wir „argumentieren" (vgl. „wir betrachten unser Gegenüber als Gegner", „verteidigen uns", „gehen strategisch vor" etc.) (vgl. Lakoff & Johnson 2007: 11 ff.).

Daneben nennen Lakoff und Johnson als eine weitere „Art von metaphorischem Konzept" (ebd.: 22) sogenannte Orientierungsmetaphern. Zu den Orientierungsmetaphern zählen sie vor allem Präpositionen und Adjektive, wie „oben-unten", „innen-außen", „vorne-hinten" oder „zentral-peripher" etc., die einem Konzept und somit Emotionen und Kognitionen eine räumliche Struktur und Richtung verleihen. Zur besseren Veranschaulichung bringen sie in diesem Zusammenhang das Beispiel „Glück ist oben; Traurig ist unten", welches sie über sprachliche Hinweise wie „ich fühle mich obenauf", „meine Stimmung

---

[3] Im Nachwort der Ausgabe von 2003 sprechen Lakoff und Johnson nunmehr von „Argument is struggle" (vgl. Lakoff & Johnson, 2003: 264 f.).

stieg" oder „ich bin ganz unten", „ich verfalle in Depressionen" begründen (vgl. ebd: 22 f.). Im Unterschied zu konzeptuellen Metaphern werden Orientierungsmetaphern von Lakoff und Johnson daher als schemabildend charakterisiert, denn sie gehen der metaphorischen Konzeptualisierung voraus: „Die meisten unserer basalen Konzepte werden nach einer oder mehreren Metaphern der räumlichen Orientierung organisiert" (ebd.: 26).

Ähnlich den Orientierungsmetaphern geht auch der letzte Typus Metapher – die Ontologisierung oder Vergegenständlichung – der metaphorischen Konzeptualisierung voraus. Als ontologische Metaphern bezeichnen Lakoff und Johnson „Metaphern der Entität und der Materie" (ebd.: 35), welche sie auf unsere Erfahrungen mit physischen Objekten – vor allem mit dem eigenen Körper – zurückführen. Ontologische Metaphern reduzieren Komplexität, indem sie abstrakte oder komplexe Erfahrungen als einfache Objekte, Gefäße oder Substanzen verdinglichen, wie z. B. „Die Psyche ist ein Gefäß" oder „Zuwendung ist eine messbare Substanz".

In der englischen Neuauflage des 1980er Buches von 2003 haben Lakoff und Johnson allerdings ihre bisherige Klassifikation in konzeptuelle, orientierende und ontologisierende Metaphern einer Revision unterzogen[4]. Seitdem unterscheiden sie nur noch zwischen (a) metaphorischen Redewendungen, (b) metaphorischen Konzepten und (c) sogenannten „Kinaesthic Image Schemas" (vgl. Lakoff & Johnson, 2003).

2.3   „Kinaesthetic Image Schemas"

Ähnlich den Orientierungsmetaphern und ontologisierenden Metaphern werden auch die „Kinaesthetic Image Schemas" auf präkonzeptuelle physische Erfahrungen zurückgeführt und als der metaphorischen Konzeptualisierung vorausgehend betrachtet. Sie strukturieren den erfahrungsbasierten Quellbereich und können, laut Sabine Marsch, als verkörperte Strukturen, „[...] die uns dabei helfen, unsere Erfahrungen zu organisieren" (Marsch, 2009: 14), beschrieben werden. Rudolf Schmitt spricht hingegen von „vorbegrifflichen Bildschemata"

---

[4] Siehe hierzu auch ihre Ausführungen im Nachwort der „Metaphors we live by" Neuauflage aus dem Jahr 2003. Es soll an dieser Stelle angemerkt werden, dass die Unterteilung in bzw. Bezeichnung als „orientierende" oder „ontologisierende" Metapher deshalb nicht gänzlich „falsch" ist – beide „Metapherntypen" werden von Lakoff und Johnson jedoch nun unter die sogenannten Bildschemata subsummiert.

oder auch „Körperbildern" und begreift diese mit Bezug auf Johnson als „nicht weiter hintergehbare einfachste Grundmuster der Wahrnehmung"[5] (Schmitt, 1995: 103; Johnson, 1987: 126 ff.). Zur Veranschaulichung sollen im Folgenden in Anlehnung an Lakoff die fünf zentralen Schemata[6] knapp skizziert werden:

a) Das Behälter Schema (The Container Schema)

Das Container Schema führt Lakoff auf die menschliche Erfahrung zurück, sich selbst als einen Behälter, d. h. mit einem Inneren, einem Äußeren und einer Grenze zwischen diesen beiden zu begreifen (vgl. z. B. metaphorische Übertragungen wie „in mir sieht es schlecht aus", „ich komme aus mir heraus" oder „ich koche gleich über") (vgl. Lakoff, 1987: 272).

b) Das Teil Ganzen Schema (The Part-Whole Schema)

Das Part-Whole Schema besagt, dass unser Körper zwar aus unterschiedlichen Gliedmaßen (Hände, Füße, Arme etc.) besteht, die Summe unserer Glieder jedoch ein Ganzes ergibt und wir uns als ein Ganzes erleben (vgl. ebd.: 273). Schmitt weist dabei auf die asymmetrische Logik dieses Schemas hin: Ein Teil ist Teil des Ganzen, das Ganze aber nicht Teil des Teils. Auch gilt: Teile können ohne ein Ganzes existieren, ein Ganzes aber nicht ohne seine Teile (vgl. Schmitt, 1995: 103 f.).

c) Das Verbindungsschema (The Link Schema)

Ähnlich dem Behälter Schema geht auch das Verbindungsschema von zwei Entitäten und einem Verbindungsglied zwischen diesen beiden aus (vgl. z. B. metaphorische Übertragungen wie „Nabelschnur", „eingebunden oder ungebunden sein", „Verbindungen eingehen") (vgl. Lakoff, 1987: 274).

d) Das Kern-Rand Schema (The Center-Periphery Schema)

Das Kern-Rand Schema betrachtet den Körper als ein Ganzes, unterteilt ihn jedoch in ein Zentrum (Kopf, Bauch, Brust) und eine Peripherie (Haare, Füße, Zähne) (vgl. z. B. metaphorische Übertragungen wie „Randbemerkungen", „zentrale Prinzipien seiner Theorie", „Nebensache") (vgl. ebd.: 274 f.).

e) Das Start-Weg-Ziel Schema (The Source-Path-Goal Schema)

---

[5] Schmitt kritisiert an Johnson, dass der *„psychologische Status dieser Schemata"* wenig ausgearbeitet bzw. reflektiert wird (Schmitt, 1995: 103).

[6] Außer Acht gelassen werden die Schemata „oben-unten" (up-down), „vorne-hinten" (front-back), „Kern-Rand" (central-periphery), „Zyklus" (cycles), „Skalen" (scales), „Gleichgewicht" (balance), „Kraft" (force), „Reflexivität" (reflexive) etc. Eine genaue Übersicht findet sich bei Lakoff, 1987: 275 und Johnson, 1987: 101 ff.

Das letzte an dieser Stelle vorzustellende Schema beruht auf der menschlichen Grunderfahrung „in Bewegung" zu sein. Es besteht aus den drei Elementen Start, Weg, Ziel und geht davon aus, dass wir uns von einem Ort (Start) in eine spezifische Richtung zu einem anderen Ort (Ziel) hinbewegen. Dazwischen liegt der zu passierende Weg (vgl. z. B. metaphorische Übertragungen wie „seinen Weg finden", „angekommen sein", „ziellos umherirren") (vgl. ebd.: 275).

Anhand dieser fünf Schemata wird deutlich, dass Lakoff und Johnson sowohl körperliche als auch kulturelle Erfahrungen als Basis metaphorischer Konzepte ansehen. In ihren Publikationen nutzen sie in diesem Zusammenhang den Begriff „Erfahrungsrealismus bzw. experiential realism" (Johnson, 1987; Lakoff, 1987). Baldauf versteht den von Lakoff und Johnson geprägten Begriff des „Erfahrungsrealismus" als „[…] eine Integration physischer und kultureller Erfahrung […] in eine Theorie der Bedeutung" (Baldauf, 1997: 60). In seinen Ausführungen weist Lakoff darauf hin, dass Kognition und Sprache „verkörperlicht" sind: Die begrifflichen Strukturen entstammen unserer körperlichen Erfahrung. Unser konzeptuelles System basiert auf unserer Wahrnehmung, unseren Körperbewegungen und unseren physischen und sozialen Erfahrungen. Dabei geht er davon aus, dass jede Erfahrung kulturell geprägt ist (vgl. Lakoff, 1987: XIII)[7].

2.4 Kritik an Lakoff und Johnson aus sozialwissenschaftlich-empirischer Perspektive

Anhand der bisherigen Ausführungen wird deutlich, dass Lakoff und Johnson nicht nur darauf hinweisen, dass Sprache etwas bedeutet, sondern was Sprache bedeutet, d. h. „[…] `wie` in sprachlicher Hinsicht – ob wörtlich oder metaphorisch – eine manifeste oder latente Bedeutung vorliegt" (Niedermair, 2001: 151). Dabei proklamieren sie einen Begriff des „Verstehens", der, laut Rudolf Schmitt, zwei Ebenen umfasst:

---

[7] Vgl. hierzu die Ausführungen von Lakoff und Johnson in „Philosophy in the flesh" 1999. Insbesondere der Körper als „Bedeutungsspender" nimmt in diesem späteren Werk eine wichtige Position ein. Lakoff und Johnson nutzen hier den Terminus „embodiment": Die beiden Autoren gehen davon aus, dass der Körper in der Sprache spricht. Gemeint ist in diesem Zusammenhang nicht der „physiologische Körper". In den Worten von Buchholz und von Kleist geht es um den Körper „[…] als Bedeutungsgenerator, um den lebendigen Körper eines Subjektes, das Erfahrungen macht, und diese ordnet" (Buchholz & von Kleist 1997: 97).

„Wir verstehen direkt: Dinge mit Grenzen und Oberflächen, räumliche Orientierungen, Erfahrungsgestalten mit relevanten Dimensionen der Erfahrung [...]. Wir verstehen indirekt: Soziale und psychische Phänomene [...] durch Übertragung von Erfahrungsgestalten und ihren Dimensionen [...]" (Schmitt, 2004: 11 f.).

Ein derartiger „Verstehensbegriff", so Schmitt, lässt „keinen objektiven Begriff von Wahrheit mehr zu" (ebd.: 12): „Wahrheit" wird vielmehr von unserem Verstehen und unserem Konzeptsystem abhängig. Und da unser Konzeptsystem auf Erfahrungen fußt, die von unserer Körperlichkeit, unserer Kultur und deren Konzepten vorstrukturiert sind, kann der Lakoff´sche und Johnson'sche Ansatz als eine „erfahrungsbasierte Alternative" (ebd.: 12) zwischen rein objektivistischen und subjektivistischen Positionen beschrieben werden: „Es gibt keine ‚objektive', ‚rationale' und ‚absolute' Wahrheit, aber Übereinstimmung und Verständigung vor dem meist gemeinsamen Hintergrund der Muster von Erfahrungsgestalten [...]" (ebd.: 12), Schemata und ihrer metaphorischen Übertragung.

Aus sozialwissenschaftlich-empirischer Perspektive sind Lakoff und Johnson für ihren Begriff des „Verstehens" vielfach kritisiert worden. Ein zentraler Vorwurf vorgebracht u. a. von Schmitt lautet, dass die beiden Autoren nicht genau explizieren, wie sie vorgehen, wenn sie eine Metapher als Metapher identifizieren:

„Das Begreifen des eigenen Verstehens und Deutens fehlt; es geschieht stattdessen mit dem Gestus des gegenstandssicheren Zeigens auf Redewendungen, deren Kontext nicht weiter dokumentiert wird" (Schmitt, 2011: 50).

Die Identifikation und Zuordnung von metaphorischen Redewendungen und die anschließende Rekonstruktion metaphorischer Konzepte setzt jedoch zunächst das Sinnverstehen eines in unserer Kultur sozialisierten Akteurs voraus. Im Endeffekt, so schlussfolgert Schmitt, haben Lakoff und Johnson mit ihrer kognitiven Metapherntheorie eine spezielle Hermeneutik begründet, was sie selbst jedoch konsequent ignorieren[8] (vgl. ebd.: 51). Forschungsmethodische Hinweise für die Identifikation von Metaphern oder auch Gütekriterien zur Absicherung der eigenen Interpretation findet man daher bei Lakoff und Johnson nicht.

---

[8] Den Begriff „Hermeneutik" sucht man bei Lakoff und Johnson vergeblich.

Ebenfalls kritisiert Schmitt das „Wahrheitskriterium" der beiden Autoren: es basiere auf „bloßer linguistischer Evidenz" bzw. einem „Aufzeigen gerade passender Beispiele" (Schmitt, 1995: 108). Obwohl Lakoff und Johnson die von ihnen identifizierten metaphorischen Konzepte als universell gültige Muster und „empirisch basierte Tatsachenaussage" (Schmitt, 2011: 47) inszenieren, finden sich bei ihnen keine Rekonstruktionen der Alltagssprache oder tatsächlich stattgefundener Kommunikation. Ihre empirische Basis schließt die Beteiligung von Subjekten aus und beschränkt sich stattdessen auf Wörterbücher (vgl. Schmitt, 2001: 7).

Ferner merkt Buchholz an, dass zwar die Fundierung der Metaphorik sowie unseres Konzeptsystems in Erfahrung, Kultur und Körperlichkeit behauptet werde ohne jedoch diese Grundbegriffe zu hinterfragen oder theoretisch und empirisch zu explizieren (vgl. Buchholz, 1996: 39). Insgesamt bleibt ihre Terminologie über weite Teile hinweg eher vage und weist auffallend wenige theoretische Bezüge auf. Weder finden sich Hinweise auf Auseinandersetzungen mit älteren Metapherntheorien noch finden sich hinreichend Verweise auf andere Autoren.

Anhand der genannten Kritikpunkte[9] wird zusammenfassend deutlich, dass der metaphernanalytische Ansatz von Lakoff und Johnson nicht problemlos in sozialwissenschaftliches Denken zu integrieren ist (vgl. Schmitt, 2011: 62) und unmittelbar als sozialwissenschaftliche Forschungsmethode angewendet werden kann. In der Formulierung von Schmitt heißt es:

> „Eine sprachwissenschaftliche Analyse kann bei dem Begriff der Metapher stehen bleiben, in sozialwissenschaftlichem Kontext aber ist erst zu klären, in welcher Hinsicht Metaphern einen Beitrag leisten zur Stützung und Neuperspektivierung etablierter Begriffe und welcher der vorhandenen Theorien im sozialwissenschaftlichen Feld Metaphern zuzuordnen sind" (Schmitt, 2011: 61).

3 Zum metaphernanalytischen Vorgehen

Eine metaphernanalytische Untersuchung steht folglich vor der Herausforderung, wie die kognitive Metapherntheorie nach Lakoff und Johnson „[...] mit dem reichhaltigen Methodenspektrum der Qualitativen Sozialforschung in Verbindung zu bringen ist – denn ohne diese geht es nicht" (Niedermair, 2001: 157).

---

[9] Weitere kritische Anmerkungen finden sich bei Schmitt 1995, 2001, 2004, 2011.

Gegenwärtig lassen sich ca. neun[10] verschiedene sozialwissenschaftliche Vorgehensweisen einer Metaphernanalyse identifizieren. Das im Rahmen des vorliegenden Artikels vorzustellende Vorgehen folgt dabei Schmitts Ablaufskizze einer systematischen Metaphernanalyse (vgl. Schmitt, 1997: 73 ff.)

3.1 Ablaufskizze einer systematischen Metaphernanalyse

Nach Rudolf Schmitt lässt sich die systematische Metaphernanalyse als sozialwissenschaftliche Hermeneutik[11] verstehen. Sie nutzt die Erkenntnisse der kognitiven Linguistik von Lakoff und Johnson und erweitert diese um Ablaufschritte der systematischen Rekonstruktion von metaphorischen Mustern. Die systematische Metaphernanalyse fokussiert also nicht einzelne, besonders auffällige Metaphern, sondern versucht die metaphorischen Konzepte bzw. kollektiven/individuellen Muster des Denkens, Fühlens und Handels zu rekonstruieren. Auf diese Weise ermöglicht sie ein methodisch geleitetes Verstehen zweiter Ordnung. So formuliert Schmitt:

> „Indem sie die metaphorischen Muster, durch die hindurch verstanden wird, selbst zur Sprache bringt, fungiert sie als Verstehen des (alltäglichen) Verstehens, als Verstehen zweiter Ordnung. Verstehen von Metaphern ist eine im Alltag sozialisierte Fähigkeit; in der Metaphernanalyse als sozialwissenschaftlicher Forschungsmethode helfen methodologische Reflexionen und forschungspraktische Regeln dem alltäglich geübten Verstehen in der Annäherung an das Fremde ebenso bei der Distanzierung und Verfremdung des scheinbar gut Verstandenen" (Schmitt, 2011: 58 f.).

Die Metaphernanalyse bietet damit einen methodischen Zugang für die Erforschung der Sicht der Subjekte, ihrer Positionen und Deutungen der Situation. Denn die verwendeten Metaphern erzeugen eine Perspektive und Rahmung der Situation; sie geben den Dingen ihre Bedeutung und liefern damit wichtige Hinweise für die Erforschung komplexer Zielbereiche.

---

[10] Hierzu zählen Buchholz und von Kleist (1997), Schmitt (1995, 1997, 2000, 2003), (siehe hierzu Schmitt 2017: 538 ff.), (vgl. Schmitt, 2011: 62).

[11] Schmitt selbst bezieht sich hier auf den Verstehensbegriff von Gadamer (1986) und auf das Hermeneutik Verständnis von Habermas (1970).

Insgesamt umfasst die systematische Metaphernanalyse nach Rudolf Schmitt sieben Verfahrensschritte einer qualitativen Forschungsstudie (also nicht nur der Auswertung), wobei die Verfahrensschritte als eine Art Heuristik und nicht als ein streng einzuhaltendes Regelwerk zu verstehen sind. Im Folgenden sollen die sieben Schritte nacheinander vorgestellt und erläutert werden.

a) Indikation klären, Zielbereiche identifizieren

Zu Beginn einer jeden Metaphernanalyse gilt es den Zielbereich oder die Zielbereiche festzulegen. D. h. welches Phänomen soll untersucht werden, was ist das Thema, für das die alltagssprachlichen metaphorischen Redewendungen gesucht werden? Parallel dazu gilt es zu prüfen, ob die Metaphernanalyse die geeignete Methode für die Beantwortung der Fragestellung ist.

b) Der kontrastierende Hintergrund und Eigenanalyse

Als Forschungsvorbereitung sollten Forschende in dieser Phase möglichst heterogene Materialien, die das eigene Thema berühren, nach Metaphern durchsuchen. Dies ermöglicht eine erste Übersicht über kulturell mögliche metaphorische Konzepte und sensibilisiert damit für phänomenspezifische Sprachbilder. Als zusätzlicher Reflexionsschritt empfiehlt sich zudem eine Eigenanalyse. D. h. welche metaphorischen Redewendungen werden primär von mir als Forschende für den gewählten Zielbereich alltagssprachlich verwendet? Auch dieser Zwischenschritt ermöglicht eine Reflexion der Standortgebundenheit der Interpretierenden und sensibilisiert für metaphorische Sinnstrukturierungen.

c) Erhebung des Materials

Die Metaphernanalyse kann in Bezug auf vielfältige Datenquellen angewendet werden, wie beispielsweise Interviews, Gespräche, Beobachtungsprotokolle, Gerichtsurteile, Briefe, theoretische Literatur etc. Da es sich jedoch um ein aufwendigeres Auswertungsverfahren handelt, wird ein eher sparsames Sampling empfohlen.

d) Systematische Analyse einer Gruppe/eines Einzelfalls

Die systematische Analyse einer Gruppe/eines Einzelfalls stellt schließlich das Herzstück einer systematischen Metaphernanalyse dar und untergliedert sich in zwei Teilschritte. Begonnen wird zunächst mit der dekonstruierenden Zergliederung der Texte in ihre metaphorischen Bestandteile. D. h. alle metaphorischen Redewendungen in dem zu untersuchenden Material werden markiert und, je nach Zielbereich, in eine separate Liste kopiert. Wie bereits ausgeführt interessiert sich Schmitt dabei nicht für den augenscheinlich besonders auffallenden Sprachgebrauch, sondern propagiert in Anlehnung an

Lakoff und Johnson einen umfassenden Metaphernbegriff, der alle sprachlichen Wendungen umfasst, die nicht in einem strengen Sinne wörtlich sind. Dieses Vorgehen führt im ersten Moment zu einer Verfremdung des Materials bzw. hat eine Zerstörung der sequentiellen Textstruktur zur Folge. Das sollte Forschende an dieser Stelle jedoch nicht beunruhigen, sondern bietet den Vorteil, sich leichter aus der manifesten Sinnstruktur der Texte herauslösen und sich besser auf die einzelnen Wörter konzentrieren zu können, d. h. den eigenen Blick für konventionelle Metaphern zu schärfen. Dieses Prozedere wird schließlich so lange fortgesetzt bis am Ende nur noch Füllworte und nicht den interessierenden Zielbereich betreffende metaphorische Redewendungen übrig bleiben.

Anschließend werden in einem zweiten Teilschritt die kollektiven/individuellen metaphorischen Konzepte aus den separaten Metaphernlisten rekonstruiert, d. h. „alle metaphorischen Wendungen, die der gleichen Bildquelle entstammen und den gleichen Zielbereich beschreiben, werden zu metaphorischen Konzepten unter der Überschrift „Ziel ist Quelle" geordnet" (ebd.: 5). Dieses Vorgehen basiert auf der These, dass sich aus den alltäglichen Metaphern größere Gruppen, die auf dem gleichen Bild beruhen und einen spezifischen Erfahrungsbereich strukturieren, zu Konzepten zusammenfassen bzw. systematisieren lassen, und zwar ohne dass sich die Sprachnutzenden dieser Systematik bewusst sind. Grundsätzlich sind dabei nicht unendlich viele konzeptuelle Metaphern zu erwarten. Gleichsam ist jedoch auch nicht davon auszugehen, dass am Ende alle metaphorischen Redewendungen in einem einzigen Konzept aufgehen. Darüber hinaus ist möglicherweise nicht immer gleich die Eindeutigkeit in der Zuordnung von Metaphern gegeben bzw. lassen sich manche Metaphern mitunter in mehrere Bildbereiche einsortieren. Die hermeneutische Ordnungsarbeit kann daher nie abgeschlossen und endgültig sein.

e) Interpretation

Abschließend werden die rekonstruierten metaphorischen Konzepte interpretiert, denn die gefundenen Konzepte sind „nur dann Erkenntnis fördernd, wenn sie Interpretationen, d. h. ein Schließen von gefunden Konzepten auf die daraus folgenden Kategorisierungen und Sinnzuweisungen ermöglichen" (Schmitt et al., 2018: 81). An dieser Stelle stößt man bei Lakoff und Johnson sodann an eine Grenze, denn die beiden Autoren reflektieren den Prozess der Interpretation nicht. Die folgenden Hinweise sind daher als eine Heuristik verfasst, d. h. es werden hier Möglichkeiten der Interpretation zusammengetragen und vorgestellt, die sich aus bisherigen Metaphernanalyse ergeben und ableiten lassen haben:

- *Highlighting und Hiding*
  Zunächst lässt sich die Frage nach dem highlighting sowie dem hiding, d.h. den funktionalen Gehalten und erkenntnisverhindernden Aspekten eines metaphorischen Konzeptes stellen. So betont das metaphorische Konzept „Die Börse als Großwetterlage" beispielsweise die Schwankungen an der Börse. Verborgen bleibt hingegen, dass die Börse natürlich kein reines Naturphänomen ist, sondern durchaus ein von Menschen gesteuertes Geschehen.

- *Konflikte metaphorischer Konzepte*
  Darüber hinaus kann es erkenntniserweiternd sein, sich augenscheinlich zueinander in Konflikt stehende Konzepte näher anzuschauen. Um ein kurzes Beispiel zu nennen: So ergab die Analyse von Gesprächen einer Männergewaltberatung, dass die gewalttätigen Männer die von ihnen ausgeübte Gewalt als ein Natur- bzw. Wetterphänomen beschreiben. Dies steht jedoch augenscheinlich im Kontrast zu Beratung – ein Wetterphänomen lässt sich weder steuern noch kontrollieren und folglich auch nicht beraterisch bearbeiten. Im Ergebnis zeigte sich, dass es einer Fremdkontrolle bedarf, damit ‚Mann' nicht wieder gewalttätig wird. Diese Erkenntnis ist damit für eine erfolgreiche Intervention hilfreich.

- *Das Fehlen metaphorischer Konzepte*
  Die im Rahmen der Ablaufskizze empfohlene Erstellung eines kontrastierenden Hintergrunds ermöglicht hier einen wichtigen Vergleichshorizont. Beispielsweise zeigt sich, dass Beratung im Rahmen theoretischer Literatur häufig als „Wachstum" metaphorisiert wird. Dagegen zeigt der empirische Zugriff, dass jene Metaphorik hier zumeist fehlt bzw. Beratung (oder auch Therapie) primär als „Schule" metaphorisiert werden (vgl. Schröder, 2011, 2012, 2015 oder auch Buchholz, 1997). An dieser Stelle wird deutlich, wie Theorie und Praxis auseinander gehen.

- *Metaphern als Projektionsfläche*
  Aufgrund der Tatsache, dass es nicht möglich ist, nicht-metaphorisch zu kommunizieren, müssen sich Interviewende stets selbstkritisch dahingehend reflektieren, welche Metaphern sie bereits mit ihrer Frage anbieten bzw. inwiefern jene angebotene Metaphorik von den zu Interviewenden aufgegriffen, abgelehnt oder ausgefüllt werden. Hier wird deutlich, dass Forschende nicht nur ihre gestellten Fragen analysieren müssen, sondern auch die Reaktionen, die auf ihre Metaphern gegeben werden, der Analyse bedürfen. Weiterhin ist es im Rahmen der Interpretation möglich metaphorische Konzepte miteinander zu vergleichen, Nicht-Passungen von Metaphern in der Metakommunikation zu beleuchten, metaphorische Konzepte in

die Lebenswelt rück zu übersetzen usw. (siehe hierzu ausführlich Schmitt et al., 2018: 81 ff.).

f) Methoden- und Theorie-Triangulation, Gütekriterien

Die Metaphernanalyse ist bisher als eigenständige Methode genutzt worden ebenso wie in Verbindung mit quantitativen und qualitativen Methoden. Grundsätzlich gilt, wie bei jeder anderen Forschungsmethode auch, das abschließend zu überprüfen ist, inwiefern die Metaphernanalyse das zu untersuchende Phänomen allein erschöpfend beschreiben kann (vgl. Steinke, 2000). Herausfordernd wird es beispielsweise, wenn es sich bei dem vorliegenden Material um ein Gespräch handelt. Denn bei der Metaphernanalyse handelt es sich um ein „[…] Instrument mittlerer Reichweite, welches keine sequentielle Analyseform einnimmt" (Pannewitz, 2012: 109). Eine Metaphernanalyse kann beschreiben, welches Thema eingeführt wird, wie es kognitiv und bildhaft konzeptualisiert wird – sie vermag jedoch nicht zu beschreiben, wie dieses Thema eingeführt oder genauer: wie es im sequentiellen Gesprächsverlauf von den Interagierenden gemeinsam metaphorisch konzeptualisiert und hergestellt wird. An dieser Stelle bedarf es daher einer Triangulation mit gesprächsanalytischem Instrumentarium.

g) Darstellung

Abschließend gilt es, abhängig vom Forschungsdesign, zu überlegen, wie die Ergebnisse der Metaphernanalyse übersichtlich dargestellt werden können.

4   Ausblick

Ziel des zurückliegenden Artikels war es, in die Metapher und in die Metaphernanalyse als Zugang und Methode der qualitativ-rekonstruktiven Sozialforschung einzuführen.

Metaphern strukturieren komplexe Sachverhalte durch den Rückgriff auf einfachere, vertrautere Erlebnisqualitäten. Metaphern dienen somit der Veranschaulichung komplexer religiöser, politischer oder wissenschaftlicher Zusammenhänge, sie bebildern pädagogisches Handeln, Hilfebeziehungen und Kommunikationsprozesse, sie erlauben es uns abstrakte Begriffe wie Bildung, Erziehung und Wissen zu strukturieren (vgl. Schmitt, 2017: 8). Auf diese Weise sorgen Metaphern und das ihnen inhärente, implizite Wissen dafür, dass wir in jedem Fall „verstehen" – sie ermöglichen uns, komplexe Prozesse in überraschend einfachen Mustern darzustellen. Und obgleich Metaphern alltagssprachlich und mitunter möglicherweise „an der Grenze zur Banalität angesiedelt sind" (Schmitt, 2017: 11), sind sie in ihrer metaphernanalytisch zugespitzten Form Ausdruck spezifischer und geteilter Verständnisse, ziehen Rollendefinitionen, Handlungszuschreibungen, Ziele, Deutungsregister und Interventionen nach sich und liefern auf diese Weise wichtige Hinweise für die impliziten Regeln und Muster des Denkens und Handelns.

Trotz der im Artikel beschriebenen Herausforderungen und obgleich es sich bei der Metaphernanalyse um eine noch relativ ‚junge' Methode handelt, zeigt sich, dass die Metaphernanalyse mittlerweile in verschiedenen Disziplinen ihre Anwendung findet. Wie für andere Auswertungsverfahren gilt jedoch auch für die Metaphernanalyse, dass Weiterentwicklungen nicht nur denkbar, sondern auch wünschenswert sind. Einige mögliche Horizonte der Weiterentwicklung sehen Schmitt u. a. dabei in Bezug auf die metaphorische Bearbeitung erstens von Gestik und Handlung, zweitens von visuellem Material und drittens von Artefakten. Zu allen drei Perspektiven gibt es bereits erste Ansätze – bislang fehlt es jedoch noch an einer systematischen Reflexion.

Literatur

Baldauf, C. (1997). *Metapher und Kognition. Grundlagen einer neuen Theorie der Alltagsmetapher*. Europäischer Verlag der Wissenschaften.

Black, M. (1954). Die Metapher. In A. Haverkamp (Hrsg.), *Theorie der Metapher* (S. 55–79). Wissenschaftliche Buchgesellschaft 1983.

Buchholz, M. B. (1996). *Metaphern der Kur*. Eine qualitative Studie zum psychotherapeutischen Prozess. Westdeutscher Verlag.

Buchholz, M. B., & von Kleist, C. (1997). *Szenarien des Kontaktes. Eine metaphernanalytische Untersuchung stationärer Psychotherapie*. Psychosozial Verlag.

Johnson, M. (1987). *The body in the mind: The bodily basis of meaning, imagination, and reason*. The University of Chicago Press.

Gadamer, H. G. (1986). *Wahrheit und Methode. Grundzüge einer philosophischen Hermeneutik*. Mohr.

Habermas, J. (1970). Der Universalitätsanspruch der Hermeneutik. In R. Bubner, K. Cramer, & R. Wiehl (Hrsg.), *Hermeneutik und Dialektik I* (S. 73–103). Mohr.

Lakoff, G. (1987). *Women, fire, and dangerous things. What categories reveal about the mind*. The University of Chicago Press.

Lakoff, G., & Johnson, M. (1980). *Metaphors we live by*. The University of Chicago Press.

Lakoff, G., & Johnson, M. (2003). *Metaphors we live by*. The University of Chicago Press.

Lakoff, G., & Johnson, M. (2007). *Leben in Metaphern. Konstruktion und Gebrauch von Sprachbildern*. Carl Auer.

Lieb, H.-H. (1964). *Der Umfang des historischen Metaphernebegriffs*. Dissertation Köln.

Marsch, S. (2009). *Metaphern des Lehrens und Lernens. Vom Denken, Reden und Handeln bei Biologielehrern*. Dissertation: FU Berlin. Stand: 23.07.2013. Verfügbar unter: http://www.diss.fuberlin.de/diss/servlets/MCRFileNodeServlet/FUDISS_derivate_000000006492/Marsch_Metaphern.pdf.

Niedermair, K. (2001). Metaphernanalyse. In T. Hug (Hrsg.), *Wie kommt Wissenschaft zu Wissen? Band 2: Einführung in die Forschungsmethodik und Forschungspraxis* (S. 144–165). Schneider Verlag Hohengehren.

Pannewitz, A. (2012). *Das Geschlecht der Führung. Supervisorische Interaktion zwischen Tradition und Transformation.* Vandenhoeck und Ruprecht.

Schmitt, R. (1995). *Metaphern des Helfens.* Psychologie Verlags Union.

Schmitt, R. (1997). Metaphernanalyse als sozialwissenschaftliche Methode. Mit einigen Bemerkungen zur theoretischen „Fundierung" psychosozialen Handelns. *Psychologie und Gesellschaftskritik, 81*(1), 57–86.

Schmitt, R. (2000). Metaphernanalyse und helfende Interaktion. *Psychomed. Zeitschrift für Psychologie und Medizin, 3*(3), 165–170.

Schmitt, R. (2001). Metaphern in der Psychologie – eine Skizze. *Journal für Psychologie, 4,* 3–15.

Schmitt, R. (2003). Methode und Subjektivität in der systematischen Metaphernanalyse. *Forum Qualitative Sozialforschung, 4, 2,* Art. 41.

Schmitt, R. (2004). Rezension: Diskussion ist Krieg, Liebe ist eine Reise, und die qualitative Forschung braucht eine Brille. Rezensionsaufsatz: George Lakoff & Mark Johnson. Leben in Metaphern. Konstruktion und Gebrauch von Sprachbildern. *Forum Qualitative Sozialforschung, 5*(2), Art. 19.

Schmitt, R. (2011). Systematische Metaphernanalyse als qualitative sozialwissenschaftliche Forschungsmethode. *Metaphorik.de, 21,* 47–81.

Schmitt, R. (2013). *Metaphernanalyse: Zentrale Definitionen und Überlegungen.* Version 2013. Unveröffentlichtes Arbeitsmanuskript.

Schmitt, R. (2017). *Systematische Metaphernanalyse als Methode der qualitativen Sozialforschung.* Springer VS.

Schmitt, R., Schröder, J., & Pfaller, L. (2018). *Systematische Metaphernanalyse. Eine Einführung.* Springer VS.

Schröder, J. (2011). Metaphorische Konzepte für Beratung. In E.-M. Graf, Y. Aksu, I. Pick, & S. Rettinger (Hrsg.), *Beratung, Coaching, Supervision. Multidisziplinäre Perspektiven vernetzt* (S. 205–218). VS Verlag.

Schröder, J. (2012). Beratung ist Schule – metaphorische Konzepte in der Männerberatung. In M. S. Baader, J. Bilstein, & T. Tholen (Hrsg.), *Erziehung, Bildung und Geschlecht. Männlichkeiten im Fokus der Gender-Studies* (S. 165–176). Springer VS.

Schröder, J. (2015). *„Ich könnt ihr eine donnern" – metaphern in der Beratung von Männern mit Gewalterfahrungen.* Beltz Juventa.

Steinke, I. (2000). Gütekriterien qualitativer Forschung. In U. Flick, E. von Kardorff, & I. Steinke (Hrsg.), *Qualitative Forschung. Ein Handbuch* (S. 309–331). Rowohlts Enzyklopädie.

Julia Schröder, Dr., Wissenschaftliche Mitarbeiterin Universität Hildesheim, Institut für Sozial- und Organisationspädagogik.

Forschungsschwerpunkte: Care, Gewalt, Metaphern, Schutzkonzepte und Beratung.

Kontakt: julia.schroeder@uni-hildesheim.de

Die Metaphernanalyse im Didaktischen Feld: Methoden lehren, Methoden verstehen, mit Methoden umgehen lernen

Lola Maria Amekor

Am Anfang ist der Text…als Datenmaterial einer Systematischen Metaphernanalyse. Für all jene, die fasziniert und begeistert sind von dieser Methode, erscheint dieses Datenmaterial als ein Schatz, den es zu heben gilt. So wie die Archäologin entzückt vor dem von Ausgrabungen bis Dato unberührtem Acker steht, unter dem unzählige Hinweise, Belege und Geschichten einer alten Kultur liegen könnten, so steht die Anwenderin der systematischen Metaphernanalyse vor dem Datenmaterial, das als ein unberührtes Feld vor ihr liegt. Der Schatz, den es zu heben gilt, sind nicht Gefäße und Werkzeuge aus fremden Kulturen, sondern bildsprachliche Konstruktionen als Zugänge zu Denk- und Handlungsmustern von Menschen. So wie die Archäologin mit den Grabungen beginnt, wirft die Metaphernanalyseanwenderin einen Blick auf den Text. Dabei liegen Worte, noch scheinbar unbedeutend, vor einem.

Fängt man an, der Perspektive der systematischen Metaphernanalyse zu folgen, werden aus Worten metaphorischen Redewendungen, die zunächst unzusammenhängend durcheinanderwirbeln. Nichts macht Sinn, nur wenig scheint zu passen. Dann taucht man tiefer ein, lässt den Alltagsblick los und beginnt durch die Brille der Methode klarer zu sehen. Noch hält man nur Puzzleteile „in der Hand", noch scheinen es unzusammenhängende Teile eines Gefäßes zu sein. Langsam beginnt man diese Puzzleteile zu sortieren. Passt hier was oder

L. M. Amekor (*)
Christian-Albrechts-Universität, Kiel, Deutschland
E-Mail: lola@amekor.de

115

S. U. Nover (Hrsg.), *Theoriegeleitete Forschungswege in der
Pflegewissenschaft 2*, Vallendarer Schriften der Pflegewissenschaft 12,
https://doi.org/10.1007/978-3-658-39382-3_7

doch eher auf der anderen Seite? Ja hier, hier wird ein Bild draus. Und da vorne, ja hier könnte es das Bild noch stärker machen.

Der magische Moment entfaltet sich, wenn einzelne metaphorische Redewendungen in metaphorischen Konzepten ein Bild kreieren. Plötzlich tauchen vor der Forschenden Bilder auf, die Haltungen und Denkmuster zeigen. Das Bild wird klarer, so klar, bis es kaum noch aus dem Kopf zu kriegen ist.

So erging es mir als Forschende in der Anwendung der Methode und ja, so sollte es auch den Studierenden gehen! Es ist ganz einfach, sie müssen nur eintauchen, so wie ich. Doch kann ich das auch lehrend vermitteln? Das Eintauchen? Ist es nötig einzutauchen? Und kann man das nicht auch alleine machen?

Wie kann dieses Eintauchen gelingen?

Lehre = Standardisierung

Eisenhart und Jurow konstatieren 2011, dass in der qualitativen Forschung die pädagogisch-didaktische Aspekte unterrepräsentiert sind (vgl. Eisenhart & Jurow, 2011).

Der Didaktikdiskurs in der qualitativen Forschung in Deutschland war um 2006 sehr rege, führte auf dem Methodentreff Berlin zu einer Formulierung der Präambel und bricht auch 2020/2021 nicht ab. Dabei werden vor allem zwei Problemstellungen hervorgehoben. Zum einen scheint eine fundierte Methodenausbildung im Rahmen eines Studiums an der Modularisierung zu schwächeln (vgl. Schreier & Breuer, 2020), zum anderen wird befürchtet, dass durch eine Standardisierung etwas verloren ginge (vgl. Knoblauch, 2007, 2013; Schreier & Breuer, 2020). Die Unterscheidung zwischen Technik und Kunst erinnert tatsächlich an die Auseinandersetzung in der Pflegewissenschaft über fachliche Fertigkeiten und ästhetische Kompetenz:

„Wer Methoden als eine Kunst ansieht, kann sich mit der „oberflächlichen" Standardisierung nicht abfinden; wer sie als eine Technik ansieht, die vermittelt werden muss, wird den künstlerischen Anteil als unnötigen Firlefanz erachten."(Knoblauch, 2007 [15])

Die Situation der Lehr/Lernbarkeit von qualitativen Forschungsmethoden führte 2006 auf dem Berliner Methodentreff zu einem Memorandum für eine fundierte Methodenausbildung mit folgender Präambel:

„Die Methodenausbildung an Hochschulen und Fachhochschulen hat den Bedarf an Vermittlung qualitativer Forschungsmethoden und Methodologie sowie das Interesse des wissenschaftlichen Nachwuchses und angehender Professioneller […] lange Zeit unterschätzt und in einigen Disziplinen eine angemessene Methodenausbildung in qualitativer Forschung nicht geleistet. … [Dies gilt] vor allem im

Zusammenhang mit neu eingerichteten und in Entwicklung befindlichen Bachelor- und Masterstudiengängen an Universitäten und [...H]ochschulen. Manche Studiengänge vernachlässigen die Methodenausbildung, manche präsentieren nur ein einseitiges Methodenspektrum."[1]

Knoblauch formuliert 2007 „Fünf Thesen zur Lehre qualitativer Methoden". Darin beschreibt er Voraussetzungen und Bedingungen für eine zielführende Lehre. Dabei erscheint die Arbeit mit und an vorhandener Forschung ein zentraler Aspekt.

Er zeigt auf, dass Methoden immer im Kontext von Forschung gelehrt werden sollten, gibt aber auch an, dass die theoretische Rahmung gerade in der qualitativen Forschung von großer Bedeutung ist und gerade die „Kenntnis elementarer Positionen interpretativer Methodologie" (Knoblauch, 2007: [19]) Voraussetzung sei. Dabei setzt er ebenso auf die Kenntnis durchgeführter Untersuchungen mit der entsprechenden Methode. Auch „Empirisch begründete Beschreibungen qualitativer Forschungsprojekte" (ebd.) können die Lehre bereichern und als Modell dienen.

Kalkstein und Mey halten 2021 fest, dass die ausreichende und fundierte Ausbildung der Methodenkompetenz immer noch nicht als gesichert betrachtet werden kann. Hierbei sollen Methodenzentren die Lücke schließen:

„Vor dem Hintergrund der Schwierigkeiten, qualitative Methodenlehre angesichts der Modularisierung der Studiengänge adäquat umzusetzen, eröffnen MZ[2] durch den Ausbau von Interpretationskolloquien und Workshopangeboten auch Möglichkeiten, qualitative Methoden einzuüben." (Kalkstein & Mey, 2021: [33])

Wie kommt der magische Moment in die Lehre? Von Perspektiven und Haltungen und der Schwierigkeit, diese einnehmen zu können.

Vor dem Hintergrund der methodendidaktischen Diskussion wählt man zunächst einen rationalen, klassischen und damit auch irgendwie sicheren Weg der Lehre.

Der Vorteil als Lehrbeauftragte für eine einzige Methode ist natürlich, dass da schon Vorarbeit geleistet wurde. Besonders, wenn es wie in der seit 1.4.2021 stillgelegten Pflegewissenschaftlichen Fakultät die Methodenausbildung nicht

---

[1] Präambel des Memorandums für eine fundierte Methodenausbildung in den Human- und Sozialwissenschaften (http://www.qualitative-forschung.de/methodentreffen/memorandum/).

[2] MZ = Methodenzentren.

nur nebenher läuft und irgendwie von allen gelehrt wird, sondern einen eigenen Lehrstuhl hat, kann man davon ausgehen, auf eine gut vorbereitete Studierendengruppe zustoßen. Das Glück hat man ja nicht überall. Da fängt man dann nicht bei Grundsätzlichem an, sondern kann auf einem Fundament aufbauen.

Doch auch bei guter Vorbereitung braucht man Wind zum Segeln. Der magische Moment, dann wenn alle „Ahaaa" denken, kann man den erzeugen?

Als Forschende hatte ich mir diese magischen Momente erarbeitet, war in den Tiefen des Textes eingetaucht und war fasziniert von diesem Prozess, doch nun sitzen Studierende einer Kohorte der pflegewissenschaftlichen Fakultät der PTHV/VP-Uni vor mir. Also nehme ich zunächst den sicheren (klassischen) Weg. Das ist ja auch wichtig. Also folge ich den Fragen, wie die Methode begründet wird, auf welchen Theorien sie basiert, was sie erreichen will und welche Fragen sie beantworten kann.

Das sind ja ganz praktische Fragen, die auf das wissenschaftliche Handeln ausgerichtet sind.

Theorie verstehen ist ja eines, praktische Umsetzung das andere. So geht es im didaktischen Moment der Lehre erst mal um ein Verstehen, um Methoden anzuwenden und das Wofür und Warum nicht nur zu verstehen, sondern anzuerkennen.

Das bedeutet, dass Lernende auf der Ebene der Haltung bereit sind, sich auf die Logik der Methode einzulassen und das Material aus der Perspektive der Methode zu betrachten.

Ein Blick in die Methodologie ist dabei hilfreich. Denn ein reines Vermitteln von Inhalten, Regeln und Vorgehensweisen reicht nicht aus, die Perspektive der Methode einzunehmen. Das für qualitativ Forschende Typische, nämlich „die Auffassung der Umsetzung eines ganzheitlichen Forschungsstils" (Schreier & Breuer, 2020: 271) erreichen Lernende nicht einfach mit dem Durchführen von Forschungsschritten, was natürlicherweise eine Konsequenz für eine Forschungsmethodendidaktik hat:

> „Daraus folgt, dass auch die Lehre qualitativer Forschung sich nicht in der Vermittlung von Methoden als modularisierbarer Techniken erschöpft, sondern dass sie auf die Aneignung einer qualitativen Haltung, einer qualitativen Weltsicht abzielt" (ebd.)

So kann man ganz grundsätzlich festhalten, dass es Perspektiven oder Haltungen gibt, die sich danach unterscheiden, ob man aus einer quantitativen oder qualitativen Perspektive auf das Feld des Erkenntnisinteresses schaut. Doch auch wenn man sich für eine qualitative Perspektive entschieden hat bzw. die

Forschungsfrage mit einer solchen zu beantworten gedenkt, so zeigt sich auch, dass die Wahl einer Methode auch eine bestimmte Perspektiveinnahme zur Folge hat.

In einem didaktischen Sinne bedeutet dies, Lernende dazu zu bringen, die Haltung oder Perspektive einzunehmen, die die Methode anbietet. Dies stellt die Lehrende vor eine besondere Aufgabe, denn:

> „Die Auffassungen darüber, inwieweit eine solche Einstellung bzw. Haltung lehrbar ist, gehen auseinander und stehen mit je unterschiedlichen Konzeptualisierungen der Anwendung qualitativer Methoden in Zusammenhang" (ebd.)

Eine Möglichkeit das Gespräch lebendig zu halten ist da die eigene Begeisterung, die Erinnerung an den magischen Moment der eigenen Forschung. So kann auch Begeisterung für die Sache die Lehre unterstützen.

Was hat Begeisterung in der Didaktik der Methodenlehre zu suchen?

Als Forschende war ich getrieben vom wissen wollen, vom verstehen wollen und von dem festen Willen, eine Antwort auf meine Forschungsfrage zu bekommen.

Daraus wurde durchaus eine Faszination, ein kindliches Staunen über Möglichkeiten der systematischen Metaphernanalyse. Als Forschungsbegeisterte bin ich ja schon gewonnen, in die zauberhafte Welt der qualitativen Forschungsmethoden einzusteigen. Ich bin ja schon begeistert und inspiriert. Kann das im didaktischen Feld hilfreich sein?

Bildungsprozesse, so Hartmut Rosa, „scheinen dagegen dadurch gekennzeichnet zu sein, dass sie die Begegnung, das wechselseitige Berührt- und Begeistertwerden, aber auch die genuine Anteilnahme voraussetzen, wenn sie erfolgreich sein sollen." (Rosa, 2016: 29; Hervorh. i. Original).

Die „nur" faktenbezogene Vermittlung, ohne die atmosphärische Beteiligung, ohne die Anwesenheit einer Person mit ihrem Willen zur Begegnung sind, nach didaktischer Überlegung, weniger effektiv und lassen Lehre als trocken und wenig zugänglich dastehen.

Für den Anspruch einer qualitativ hochwertige Ausbildung von künftigen Forschenden, ist klar, dass

> „(...) the education and training of firstclass qualitative researchers are critical to the capacity of qualitative research to live up to the emerging aspirations and expectations to which it is held within the health research field." (Eakin & Mykhalovskiy, 2005: [45])

Die Verdinglichung und Erkaltung von Forschungswelt (vgl. auch Rosa, 2016) einer ausschließlich faktenbezogenen hochschulischen Lehre, macht es allerdings nicht möglich, sich im Ringen um Verstehen den Lebenswelten zu nähern. Dafür sind keine Unterrichtseinheiten vorgesehen, dafür gibt es keine Credit-Points. Aber dieses Ringen ist, was die Qualität von Qualitativer Forschung ausmacht.

Wie können wir also den nicht immer zweifelhaften Standardisierungsbestrebungen didaktisch entgegentreten?

Machen wir einen kleinen Ausflug in die Welt der modernen Didaktik. Und zwar in die Welt der Resonanzpädagogik, wie sie von Jens Beljan, 2017 anschließend an die Resonanztheorie von Hartmut Rosa entwickelt wurde. Hier stellt Beljan fest:

„Die Wirkung, die von Bildung als einer Weltbeziehung auf Andere ausgehen soll, ist Begeisterung und Inspiration." (Beljan, 2017: 78).

Jens Beljan hat 2017 mit der Übertragung der Resonanztheorie auf die Pädagogik eine Resonanzpädagogik begründet, die sich nicht haltlos einer „neuen" Idee unterwirft, sondern fundiert den Begriff der Resonanz in den aktuellen Forschungsstand der Pädagogik einordnet. Ausgehend von Humboldtschen Bildungsbegriff sieht Beljan die Wirkung, die von Bildung ausgehen soll, in Begeisterung und Inspiration. Kann ich das ohne eigene Begeisterung?

Auf die eingangs gestellte Frage sei die Antwort: Begeisterung kann nicht nur helfen, sondern ist im resonanzpädagogischen Sinne ein MUSS. Beljan bedient sich des Bildes der Stimmgabel, wie es auch schon von Rosa genutzt wurde:

„Der Lehrer wirkt zunächst als erste Stimmgabel, indem er Resonanzimpulse aussendet, Inspiration versprüht und durch seine Begeisterung und sein intrinsisches Interesse das Interesse des Schülers weckt:" (Beljan, 2017: 178)

Folge ich also Beljan, so kann ich das Mitschwingen der Studierenden durch meine eigene Begeisterung initiieren. Eine Resonanzpädagogik in der Hochschullehre? Ist das nicht nur was für Grundschüler*innen, kleine Kinder, die mit großen Augen den Lehrenden folgen? Also gehen wir zurück auf das Vermitteln von Fakten? Doch Lernen könne sich, so Meyer-Drawe, der lernenden, ja sogar lernwilligen Person verweigern:

„Lernen kann sich mir verweigern, auch dann, wenn ich motiviert bin. Die Sache erschließt sich mir nicht. Lernen, Vergessen und Erinnern sind keine bloße Maximierung oder Minimierung von Gedanken- oder Informationsbeständen. Sie meinen spezifische Artikulationen unseres Erfahrungshorizontes, die nicht vollständig in unseren Händen liegen und denen wir nicht auf die Spur kommen, wenn wir sie lediglich nach dem Muster der Informationsverarbeitung begreifen." (Meyer-Drawe, 2008: 29.)

Weiter geht Meyer-Drawe davon aus, dass Lernen immer „Lernen von etwas durch jemanden oder durch etwas." (Meyer-Drawe, 2008: 187) sei.
Springt die Begeisterung auf die Lernenden über, so werden im Gehirn der Lernenden Bedingungen geschaffen, die nachhaltiges Lernen ermöglichen:

> „Das neurobiologische Signal der Begeisterung wird so bis in die Zellkerne der nachgeschalteten Nervenzellen weitergeleitet. Dort kommt es dann zur verstärkten Abschreibung von bestimmten Genen, und daraufhin beginnen dies Nervenzellen vor allem solche Eiweiße vermehrt herzustellen, die für das Auswachsen neuer Fortsätze und für die Herausbildung neuer Nervenzellkontakte gebracht werden." (Hüther, 2011: 93)

Folgt man dem Verständnis der Resonanzpädagogik auch in der Hochschullehre, so ist es die Aufgabe der lehrenden Person, Lehrstoff und Lernende zu synchronisieren (vgl. Beljan, 2017; Rosa, 2016). Die Synchronisation von Lernstoff und Lernenden bedeutet im Resonanzpädagogischen Sinne eine klingende Verbindung herzustellen, sodass es dem Lernenden was sagt, was er da gelernt hat (vgl. ebd).
Das kann nur gelingen, wenn die Person sich als Person einbringt.

> „In jenen Momenten, in denen es einer Lehrerin als doppelter Stimmgabel gelingt, eine Berührung zwischen Schüler und Sache zu initiieren, kann auch sie das Unterrichten als eine persönliche Bereicherung erfahren." (Beljan, 2017: 180)

Ich darf also doch begeistert sein, mehr noch meine Begeisterung unterstützt die Studierenden dabei sich die Forschungsmethode zu erschließen.

Methodenlehre als doppelter Welterschließungsvorgang
Die Welt der Methode und die Welt der Forschungsteilnehmenden
Bis hierhin wird deutlich, dass meine kindliche Freude und Begeisterung, für die Lehre nicht nur nicht hinderlich ist, sondern vielmehr den Bildungsprozess vorantreibt, nämlich dann, wenn man – auch in der hochschulischen Lehre – den Bildungsprozess als Welterschließungsvorgang betrachtet.
Hilfreich ist es dann, wenn man Forschung nicht mehr als trockenen Vorgang, sondern als lebendige Erschließung von Welt per se verstehen kann. Im Emanzipierungsprozess der Aufklärung lag der Fokus auf Ermächtigung. Der Mensch sollte nicht länger „(...) ein ohnmächtiger Spielball religiöser oder

adeliger Autoritäten und blinder Naturmächte sein (…).“ (Beljan, 2017: 56). Er sollte „kontrollierend, beherrschend und gestaltend in die Welt eingreifen“ (ebd.) können.

So zeigt sich auch heute noch das Bestreben Bildung zu kontrollieren in Versuchen der Standardisierung und Modularisierung. Dabei besteht dann die Gefahr die künstlerische Seite der Methodenanwendung zu vernachlässigen (vgl. Knoblauch, 2007).

Dies führt noch zu einem Verstummen von Weltenbeziehungen (vgl. Beljan, 2017; Rosa, 2016). Hier zeigt sich auch der zentrale Kritikpunkt der Pädagogik der Romantik an der Aufklärung:

„Zugleich aber scheint die Aufklärung mit einem Weltbezug einherzugehen, der spätestens am Ende des 18. Jahrhunderts zu offenem Protest und scharfer Kritik seitens der Romantik führte: Die Aufklärung zerstöre den lebenswichtigen Kontakt zur Welt, zur Natur, zur Kunst, zu den Mitmenschen und zum eigenen Selbst, weil sie die Welt und das eigene Selbst verdingliche, um ihr maschinenhaftes Funktionieren unter Kausalbeziehungen zu betrachten.“ (Beljan, 2017: 57/58).

Diese Kritik bleibt auch in Anbetracht immer stärker werdender Standardisierungsversuchen, mit denen man Bildungsprozesse versucht zu kontrollieren, aktuell. Dabei wird der Versuch unternommen, Lerninhalte abrufbar und vergleichbar zu machen. Das Lebendige, Magische, der AHA-Moment, wenn etwas klar wird, wird eher verniedlicht oder gar ausgeklammert. Auch in der Vermittlung von Methoden und in der Methodenanwendung bleiben die Ausführungen Knoblauchs im Lichte der Resonanzpädagogik und dem Anspruch, hochqualifizierte Forschung aufzubauen, aktuell.

Ein rein aufklärerisches, kausalitätsverliebtes Denken führt auch heute in ein nach Standardisierung strebendes Verständnis von Lehre und eben nicht zu lebendigen, auch leiblich berührenden Stunden, die Menschen dazu befähigen, einzutauchen in die Welt der Forschung. In einer Forschungswelt, in der man als Forschende darüber entzückt ist, was sich durch die Analyse der Daten offenbart, taucht man ein in eine Welt und ringt Stunde um Stunde um Erkenntnisse.

Die Bedeutung solcher Momente wird in einer von Optimierung und Effizienz geprägten Lehre durchaus verkannt. Solche Momente sind eben nicht planbar und damit in einem kausaldenkerischen Wenn-Dann in der Lehre fixierbar. Diesen magischen Moment findet man in den Ausführungen Rosas als das „Unverfügbare“. Als Gegenpol zur immer stärker werdenden Entfremdung von Welt und Mensch findet Rosa eine Antwort auf die Frage, wie gutes Leben gelingen könne, den Begriff Resonanz. Resonanz als sprechende, klingende aber auch nicht verfügbar-zu-machendes Erlebnis. Ein Erlebnis, das „passieren“ kann, wenn wir uns auf Unbekanntes, auch Irritierendes einlassen und uns dem Moment aussetzen, das etwas nicht planbar, messbar, kalkulierbar ist (vgl. Rosa, 2016; 2021).

Was wollen wir, wenn wir lehren?

Um sich dieser Frage zu nähern möchte ich zunächst einmal den Lehrauftrag an sich betrachten: Lehraufträge sind ja hilfreich für eine akademische Karriere, sie sind sicher auch eine Würdigung der eigenen Forschungsbemühungen, vielleicht sind sie auch schlicht und ergreifend eine Möglichkeit ein bisschen Geld zu verdienen (und ganz manchmal auch ein kleines bisschen dem eigenen Narzissmus frönen). Doch reicht das, um Menschen in das Leben als Wissenschaftler*innen einzuladen oder gar vorzubereiten? Sicher nicht. Gehen wir über eine Selbstbezogenheit des Lehrens hinaus und lenken die Aufmerksamkeit auf die Lehreempfangenden, dann möchte man ja schon einem Ideal folgen, dass die Lehre auch etwas bringt: der einzelnen Person der Lernenden, dem Feld der qualitativen Forschung und, in meinem Falle, dem Feld der Forschung in der Pflegewissenschaft.

In diesem Sinne möchte ich als Lehrende von Methoden eine valide Grundlage schaffen, auf der eine qualitativ hochwertige Forschung aufbauen kann, und Menschen für Pflegeforschung begeistern oder zumindest ein Verständnis ihrer Bedeutung für die Praxis vermitteln.

Kann man dann im Trichterformat Methodologie und Abläufe der Methode in die Köpfe der Studierenden hineinwerfen?

Hier wirft ja das Zeitalter von Fernstudium und E-learning schnell die Frage auf, ob eine Präsenzlehre dazu überhaupt notwendig sei. Das Lernen von qualitativen Methoden kann doch in Angesicht des vereinfachten Zugangs auf die Vielzahl von Videos, Artikeln und Büchern zu Methoden viel zeitsparender geschehen.

Sich eine Methode autodidaktisch anzueignen ist ja durchaus möglich, birgt allerdings die Gefahr der „Verwässerung" wie Knoblauch befürchtet:

„Für die Anerkennung der qualitativen Methoden dürfte die Autodidaktisierung noch nachteiliger ausfallen, da sie sowohl zur Verwässerung wie auch zur Inflationierung führt und damit den verschiedensten Ansprüchen an die Qualität qualitativer Forschung nicht gerecht werden kann." (Knoblauch, 2007: [18]).

Versteht man Lehre nicht nur als ein zur Verfügung stellen von Informationen (das könnten Studierende ja auch alleine machen), sondern als eine lebendige Auseinandersetzung und Welterschließung, kommen einem schon Bilder aus vergangenen Zeiten in den Kopf, wie in dem Film „Hannah Arendt", wenn bewegte Studierende den lebendigen und engagierten Ausführungen der Professorin

Hannah Arendt folgten. Studieren als ein Ringen mit dem Verstehen, wie ich es auch selbst in einigen Veranstaltungen als Studierende erlebte. Und da nähern wir uns dem lebendigen, Unverfügbaren von Bildung und Lehre (vgl. Beljan, 2017; Rosa, 2016). Der Moment, in dem die Lehre zu einer Art Paragliding wird. Wenn Studierende um das Verstehen ringen, kritisieren, aber nicht in einer Gegenposition, sondern in der offenen resonanten Verfassung, sodass wir miteinander irgendwo hinkommen wollen. Das geht nur dann, wenn ich als Lehrende mich in meiner ganzen Lebendigkeit zeige. Denn mit Rosa gesprochen:

„Der Bildungsvorgang als Welterschließungsvorgang beginnt mit der Begeisterung des Lehrers, der quasi als erste Stimmgabel die Resonanzbereitschaft seiner Schüler weckt, so dass im Resonanzgeschehen zwischen Schüler und Lehrer der Stoff (sei es das antike Drama, die mathematische Formel, die fremdsprachliche Grammatikregel oder das zu studierende Parteiprogramm [oder die qualitative Forschungsmethode/Anm. d. Verf.in]) zum Sprechen gebracht beziehungsweise zum Leben erweckt wird." (Rosa, 2016: 412 f.)

Wenn aber Bildung ein weltenbeziehungsstiftender Weltenerschließungsvorgang (vgl. Beljan, 2017; Rosa, 2016) ist und sich Lehrende als Resonanz- und Weltenbeziehungsstiftende verstehen, dann hat das ja Konsequenzen für die ganz praktische Lehre. Unterricht ist dann eine gemeinsam geteilte Lebenswelt und Lebenszeit.

Im Sinne des Didaktischen Dreiecks, wie Beljan es in Anlehnung an Rosa für die Resonanzpädagogik neu auslegt (vgl. Beljan, 2017), werde ich als Lehrende dann zur ersten Stimmgabel, die mit der eigenen Begeisterung die Studierenden erreicht und im besten Falle auch zum Klingen bringt. Dann nämlich kommen wir zu dem magischen Moment, in dem die Studierenden nicht getragen werden müssen, sondern jeder Impuls der Lehrenden eine Art Rückkopplung erfährt und Lehrende und Lernende gemeinsam zu fliegen beginnen.

Dies geschieht vor allem dann, wenn ich als Lehrende auch die Frage, auch das Zweifeln und das Nicht-Akzeptieren der Methodologie willkommen heiße. Dann kann Verstehen sich in einer lebendigen Unterrichtsinteraktion vollziehen.

Auch wenn der Moment des Ringens unverfügbar und in der Lehre auch häufig ein Geschenk ist, so kann die lehrende Person doch Bedingungen schaffen, dass diese magischen Momente entstehen. Die erste Bedingung, wie weiter oben dargestellt ist die Begeisterung der lehrenden Person, die im Sinne der ersten Stimmgabel in den Lernenden als zweite Stimmgabel zum schwingen bringt (vgl. Beljan, 2017; Rosa, 2016). Auch wenn ich bisher, auch mit Knoblauch, die Standardisierung von Lehre kritisch dargestellt habe und mit der Resonanz ein klares Plädoyer für das Unverfügbare und die Begeisterung in der Lehre gehalten habe, beobachtete ich in meinen Lehrveranstaltungen zur qualitativen Forschung verschiedene Stufen des Verstehens, die ich im Folgenden näher erläutern und anhand der Metapher der Brille verdeutlichen werde.

Wie vollzieht sich also Verstehen in der Lehre von Methoden und welche Konsequenzen hat dies für die lehrende Person?

In der Lehre von qualitativen Forschungsmethoden sollen ja Theorie und praktische Umsetzung miteinander verknüpft werden. Im didaktischen Moment der Lehre geht es um ein tiefgehendes Verstehen, damit Methoden angewendet werden können, und auch darum, das Wofür und Warum nicht nur zu verstehen, sondern anzuerkennen.

Das bedeutet, sich auf die Logik der Methode einzulassen und das Material aus der Perspektive, die die Methode anbietet, zu betrachten. Ein Blick in die Methodologie ist dabei hilfreich. Deshalb vollzieht sich der Verstehensprozess in der Lehre von qualitativen Methoden in verschiedenen Stufen oder Ordnungs-geraden, die ich im Folgenden näher erläutern werde.

Zunächst einmal möchte ich den Scheinwerfer dieser Untersuchung auf das Verstehen an sich wenden. Was ist genau damit gemeint?

Sabine Nover, die den Lehrstuhl für Methodologie und qualitative Methoden in der Pflege- und Gesundheitsforschung an der VP-Uni (den einzigen Lehr-stuhl dieser Denomination im deutschsprachigen Raum) inne hat, beschäftigt sich intensiv mit dem Begriff des Verstehens. Was sie über das Verstehen im Forschungskontext sagt, könnte man an dieser Stelle auch generalisieren und auf das Verstehen von Methoden übertragen:

„Der genaue, methodisch geschulte Blick eröffnet erst mögliche Perspektiven für eine Veränderung im Hinblick auf eine ethisch und wissenschaftlich untermauerte Haltung und liefert, nicht zuletzt, die fundierte Begründung für (professionelles) Handeln." (Nover, 2020b: 10).

Der hier von Nover aufgezeigte „methodisch geschulte Blick" (ebd.) liefert die Grundlage für ein valide Forschung. Diesem geht das Verstehen voraus.

Nover stellt fest, dass Verstehen sich auf kognitiven und inneren emotionalen Ebenen abspielt (Nover 2020b: 15).

Verstehen ist, „humaner Grundvollzug" (Jung, 2018: 10) und „universales lebenspraktisches Gebot" (Hitzler, 2015: 14).

Zu den Eigenschaften des Verstehens gehöre, so Nover, „dass es eine Frage der eigenen Position, eine Frage der Fokussierung, eine Frage der Perspektive und eine Frage der Haltung ist, (…)" (Nover, 2020b: 14).

Um das Verstehen an dieser Stelle greifbar zu machen sollen im Folgenden die Ordnungsgrade des Verstehens anhand der Metapher der Brille verstehbar gemacht werden. Hierzu möchte ich die Darstellung von Da Rin nutzen. Da Rin teilt mit Breuer die Ansicht, dass Forschende eine „(…) ganz spezifische Brille

aufsetzen." (Da Rin, 2010: [7]). Diese Brille und die daraus resultierende Wahrnehmung seien geprägt durch epistemologische Grundannahmen, theoretische
Modelle, disziplinäre Forschungs-, Denk- und Wahrnehmungstraditionen und entsprechende Methodiken (ebd.). Die Metapher der Brille wird dann auch weiterhin
auf den Prozess des Verstehens von qualitativen Forschungsmethoden angewandt.

Verstehen erster Ordnung: Verstehen, was gemeint ist
Die Brille in ihrer Funktion und Wirkung verstehen:
   Eakin und Mykhalovskiy betonen die besondere Bedeutung von theoretischem
Wissen und Verständnis:

> „Producing high quality researchers requires much more than methodological
> training; the need for theoretical knowledge and understanding puts special demands
> on educational programs." (Eakin & Mykhalovskiy, (2005: [1]))

In diesem ersten Ordnungsgrad des Verstehens sind wir zunächst auf der
theoretischen – methodologischen Ebene. In Anlehnung an Nover (2015) sind
wir hier auf der Ebene der Kognition. Denkerisch theoretische Ansätze nachvollziehen und verstehen, worum es hier eigentlich geht. Mit welchen Begriffen
gehen wir wie aus der Sicht der Methode um?
   In diesem Ordnungsgrad wird die Brille in Ihrer Funktion beschrieben.
Didaktisch bedeutet das, dass alle Funktionsweisen der Brille und die
Begründungen dargestellt werden: Warum man auf die Idee kam, welche
theoretischen Annahmen haben dazu geführt, dass die Brille, das Glas, die Linse
und das Gestell so und nicht anders gebaut oder gestaltet wurde.
   Warum kam Rudolf Schmitt zum Beispiel zu dem Schluss, die Systematische
Metaphernanalyse genau so zu konzipieren?
   Die Perspektive, die die Metaphernanalyse anbietet, geht von Annahmen
aus. Rudolf Schmitt bearbeitet in der systematischen Metaphernanalyse den
Metaphernbegriff dezidiert und zeigt nachvollziehbar auf, wie und warum er sich
vor allem auf das Werk der Linguisten Lakoff und Johnson bezieht (vgl. Schmitt,
2017) und wie er sich von anderen Haltungen abgrenzt.
   Dieses Verständnis von Metaphern, von dem Rudolf Schmitt ausgeht, zeigt
schon im Titel des 1980 erschienen Werkes „Metaphors we live by", oder in der
deutschen Übersetzung „Leben in Metaphern", wie grundsätzlich und unbewusst
wir uns verschiedener Metaphoriken bedienen um abstrakte Sachverhalte ausdrücken zu können.

„LAKOFF und JOHNSON begreifen als Metapher nicht rhetorisch auffällige Sprachbilder, sondern alltägliche, deren metaphorischer Gehalt in der Regel nicht wahrgenommen wird. Sie legen nahe, dass unser Denken, Handeln und Sprechen im Alltag wie in der Wissenschaft nach metaphorischen Mustern funktioniert." (Schmitt, 2004: [2])

Verstehen zweiter Ordnung: Anerkennen was gemeint ist
Die Brille in ihrem Aufbau und ihrer Wirkungsweise als für die Funktion zielführend anerkennen.

In diesem Ordnungsgrad des Verstehens können wir durchaus von einem „Verstehen des Verstehens" (Hitzler, 1993: 229) ausgehen. Hier geht das Verstehen auf eine tiefere Ebene und entwickelt sich in einem Ringen um das „Nicht-Verstehen". Denn, „wenn Verstehen nicht heißt, etwas „augenscheinlich" verstehen zu können, sondern eher auf die Irritation und den Zweifel zu hören." (Nover et al., 2015: 313), dann erscheint „das Nichtverstehen […] gleichsam [als] Morgendämmerung des Verstehens" (Ronald Kurt, 2009: 83). Nach Nover gehört zum Verstehen „als Antagonist das Nichtverstehen" (Nover, 2020b:15/16):

„Im Alltag wie auch in der empirischen Forschung wird unterstellt, dass Verstehen prinzipiell möglich ist, aber notwendig defizitär bleibt. Nichtverstehen ist irritierend, aber ein methodisch notwendiger Schritt, „muss an jedem Punkt gesucht und herausgearbeitet werden" (Kurt, 2009: 84)."(ebd.)

Als didaktische Konsequenz erreichen wir hier einen kritischen Punkt in der Lehre. Hier kommt es zum Ringen und Zweifeln. Ein Nicht-Anerkennen kann jedoch auch zum flimmernden Moment in der Lehre werden. Hier kommt dann auch wieder die eigene Begeisterung und die eigene intrinsische Motivation (vgl. Beljan, 2017) ins Spiel und der lehrenden Person quasi zur Hilfe, die jedoch aus meiner Erfahrung nur kombiniert mit einer radikalen Akzeptanz der Lernenden, der Zweifler kombiniert zielführend ist. Wie mit allem, was Gelingendes in sich birgt, ist immer auch die Gefahr des Scheiterns anwesend. In diesem Fall ist die Gefahr, dass ich vor lauter Begeisterung versäume, den Zweifel als hilfreich willkommen zu heißen, sondern anfange gegen den Zweifel an ‚meiner' Methode zu kämpfen und mehr noch gegen die Zweifler selbst zu kämpfen.

Hier hilf ja immer wieder die Distanzierung und Akzeptanz von unterschiedlichen Perspektiven. Es kann da durchaus auch vorkommen, dass man feststellen muss, dass das Verstehen erster Ordnung noch nicht abgeschlossen ist und man noch mal zurück zu diesem Ordnungsgrad zurückgehen muss. Was die Möglichkeit eröffnet, die sich dadurch auftut, dass man gerade dadurch noch mal gründlicher fundieren kann. Ist der Prozess hier mühsam vollendet, dann wird der nächste Ordnungsgrad umso leichter.

Verstehen dritter Ordnung: Begreifen was gemeint ist
Die Brille in die Hand nehmen:
„Verstehen wollen wir dabei jenen Vorgang nennen, der einer Erfahrung Sinn verleiht." (Hitzler, 1993:223 f.)

Das, was Hitzler bezogen auf die soziologische Forschung und das Verstehen von Handlungspraktiken formuliert, kann im Verstehen dritter Ordnung (von qualitativen Forschungsmethoden) übertragen werden.

Nach dem Verstehen und kognitiven Nachvollziehen von theoretischer Fundierung der Methode und dem Ringen um der Anerkennung der Perspektive, die die Methode anbietet, wird Verstehen als ein Verstehen, das „der Erfahrung Sinn verleiht" (Hitzler, 1993: 223 f.) begriffen. Dabei geht es um den Sinn, den die Methode den Daten verleiht.

Als ganz praktische Konsequenz für die Lehre bedeutet das die Übertragung der `Regeln´ und Schritte der Methode auf ausgewählte Beispiele. Dann nehmen Lernende die Brille der Methode in die Hand. Sie wenden das theoretisch Verstandene und als ‚wahr' Angenommene auf die ausgewählten Beispiele von Daten an. Die Lehrende geht dabei mit den Lernenden durch die Landschaft der Beispiele, zeigt hier und da Möglichkeiten auf, weist im Kontext der systematischen Metaphernanalyse auf metaphorische Redewendungen hin und wie sie zu metaphorischen Konzepten werden können. Hier erweist sich die Bedeutung auf die Arbeit mit Studien, wie sie Knoblauch (2007) und auch die Präambel der Methodenwerkstatt fordern.

Dann machen sie eine Erfahrung, die, wie Hitzler es ausdrückt, der Erfahrung Sinn verleiht. Sinn meint hier das ‚SEHEN' und erkennen durch die Brille der Methode. Für die Metaphernanalyse bedeutet dies, metaphorische Redewendungen im Datenmaterial begründet zu erkennen.

Damit nehmen Forschende eine „verstehenden Perspektive" (Meuser & Löschper, 2002: [10]) ein, wie sie Meuser und Löschper im Kontext von Kriminalistik aufzeigen:
„Die Forschungen sind getragen [...d.A.] von einer verstehenden Perspektive, die sich einer moralischen Bewertung des Handelns [...d.A.] zu enthalten versucht, indem sie die mit der Etikettierung durch Kontrollinstanzen verknüpften Schuldzuschreibungen nicht übernimmt."(Meuser & Löschper, 2002: [10]).

Sie der „moralischen Bewertung (...) zu enthalten"(ebd.) bedeutet dann in dem hier aufgeführten Kontext, nicht über wahr oder nicht wahr zu urteilen, sondern erst mal die Perspektive als gegeben anzunehmen und in diesem Sinne ein empathisches Einfühlen in die Perspektive der Methode zu vollziehen.

Verstehen vierter Ordnung: Anwenden, was gemeint ist
Die Brille aufsetzen/mit der Brille der Methode das Datenmaterial sichten:
Ein Verstehen vierter Ordnung geht nun über die kognitive und emotionale Ebene hinaus zu einer ganz handlungspraktischen Ebene, die ich hier mit Dewey begründen will:

> „Eine Erfahrung [...] kann Theorie in jedem Umfang erzeugen und tragen, aber eine Theorie ohne Bezugnahme auf irgendwelche Erfahrung kann nicht einmal als Theorie bestimmt und klar erfasst werden." (Dewey, 2000: 193)

Verstehen wird dann erst im Sinne einer qualitativen Lehre umfassend, wenn ein handlungspraktisches Verstehen die vorherigen Ordnungsgrade noch weiter vertieft, denn so Dewey: „Wissen ohne Beziehung zu verständigem Handeln aber ist toter Ballast." (Dewey, 2000: 205). Bleibt die Atmosphäre zwischen Lehrenden und Lernenden im zweiten und dritten Ordnungsgrad lebendig, bereitet dies den größtmöglichen Raum für AHA-Momente – nämlich dann, wenn das Wissen nicht nur im Sinne Deweys „Ballast" (ebd.) ist, sondern die Beziehung zum Handeln erkennbar wird.

Bezogen auf die Durchführung der Systematischen Metaphernanalyse zeigt sich dies in dem Moment, in dem Lernende die einzelnen Schritte der Analyse selbständig durchführen (am besten am eigenen Material) und sich plötzlich nicht nur Stolperfallen und Hindernisse zeigen, sondern durch das Verstehen ein Zugang zu Denk- und Handlungsweisen aufzeigen.

Hier schließe ich den Kreis, den ich zu Beginn mit der Begeisterung aufmachte. Die Anwesenheit von begeistert Lehrenden, die in praktischen Übungen Forschung lehre, möchte ich auch mit Panke-Kochinke untermauern:

> „Nur in der Anwendung, in dem Erkennen von Fehlern und in der Kontrolle durch andere ist nachvollziehbar, was eine solche Methode jeweils leisten kann" (Panke-Kochinke, 2004: 59).

In der lebendigen Auseinandersetzung mit Theorien, Methodologien, im Ringen um Anerkennung und Aufsetzen von methodenperspektivischen Brillen und praktischem Durchführen einer Analyse mit der Methode, zeigen wir zukünftigen qualitativ Forschenden Wege auf, Lebenswelten zu verstehen. Wenn wir uns als Lehrende auch begeistern lassen von den Erfahrungen der Lernenden, dann erleben wir als lehrende Forschende auch in der Lehre die magischen Momente, die, wie sie Rosa für erfolgreiche Bildungsprozesse aufzeigt, Begegnungen sind, die gekennzeichnet sind von wechselseitigem Berührt- und Begeistert-werden (vgl. Rosa, 2016: 29).

Welche Bedeutung das Lebendige für das Lernen hat und wie das Unverfügbare in der Vermittlung Lebendigkeit erzeugen kann, zeigt sich in der Aussage einer Studierenden auf dem Berliner Methodentreff 2013:

> „Und zwar würde ich mir wünschen, dass die aktuelle Forschung sehr viel stärker in die Lehre integriert werden würde. Das würde auf der einen Seite dazu führen, dass natürlich die praktische Relevanz und das Sinnverstehen sehr viel deutlicher und verbessert werden würden. Und auf der anderen Seite hätte man die Chance, Dozent_innen live in der Forschung zu erleben. Nur als Beispiel: Ich hatte jetzt ein Seminar, da haben wir Interviews analysiert, die der Dozent vorher nicht einmal gelesen hatte, und es war für alle Anwesenden absolut sensationell, ihn bei einer Sequenzanalyse zu erleben, bei der er selbst nicht weiß, was in der nächsten Zeile passiert. Da hat sich niemand mehr gefragt, ob das Wissenschaft ist oder nicht. Das war absolut spannend für alle Beteiligten. Und das würde ich mir eben mehr wünschen bzw. ich frage mich, warum das so wenig passiert." (Mey & Mruck, 2014a: 249/250)

Ausblickend möchte ich auf noch weitere unkonventionelle Wege hinweisen, wie sie Lapum und Hume durchführen (vgl. Lapum & Hume, 2015), indem sie qualitative Forschung mittels einer Arts-informed Pedagogy lehren. Sie nutzen künstlerische Elemente wie zum Beispiel Gedichte, Film oder Tanz, um Erfahrungen und Einsichten in Haltungen und Perspektiven der qualitativen Forschung zu erzeugen. Ziel der unkonventionellen Lehrmethode ist es, die Neugierde der Studierenden zu wecken. Dies weckt auch in mir die Neugierde in meiner weiteren Lehre noch unkonventioneller vorzugehen.

Die Herausforderung und auch das Abenteuer der hochschulischen Lehre fordern von Lehrenden Balanceakte. Dabei geht es darum, die Balance hinzukriegen zwischen dem ‚sich dem Lebendigen zu stellen', Momente des Unverfügbaren vorzubereiten und offen für den Moment zu bleiben einerseits, aber auch das Erfüllen von Standards und vergleichbare Grundlagen anzubieten andererseits. Der zweite Balanceakt spielt sich zwischen der eigenen forscherischen Begeisterung, der Bereitschaft sich selbst als Lehrende dem überraschenden Moment zu stellen, ohne dabei die Methode durch Nicht-gelingen zu verbrennen. Beide Balanceakte sind Herausforderung und Abenteuer der hochschulischen Lehre gleichzeitig. Nehmen wir diese Herausforderung an, hält sie auch uns Lehrende wach, aufmerksam und lebendig.

Literatur

Beljan, J. (2017). *Schule als Resonanzraum und Entfremdungszone.* Beltz Juventa. ISBN 978–3–7799–5307–4 E-Book (PDF).

Da Rin, S. (2010). Rezension: Franz Breuer, unter Mitarbeit von Barbara Dieris und Antje Lettau (2009). Reflexive Grounded Theory. Eine Einführung für die Forschungspraxis [54 Absätze]. *Forum Qualitative Sozialforschung/Forum: Qualitative Social Research, 11*(2), Art. 14, http://nbnresolving.de/urn:Nbn:De:0114-fqs1002140. Zugegriffen: 26. Febr. 2022.

Dewey, J. (2000). *Demokratie und Erziehung. Eine Einleitung in die philosophische Pädagogik.* Beltz.

Eakin, J. M., & Mykhalovskiy, E. (2005). Teaching against the grain: A workshop on teaching qualitative research in the health sciences. Conference report: A National workshop on teaching qualitative research in the health sciences [43 paragraphs]. *Forum/Forum: Qualitative Social Research,* 6(2), Art. 42, http://nbnresolving.de/urn:Nbn:De:0114-fqs0502427. Zugegriffen: 12. Febr. 2022.

Eisenhart, M., & Jurow, A. S. (2011). Teaching qualitative research. In N. K. Denzin & Y. S. Lincoln (Hrsg.), *The SAGE handbook of qualitative research* (4. Aufl., S. 669–714). SAGE Publications.

Hitzler, R. (1993). Verstehen: Alltagspraxis und wissenschaftliches Programm. In T. Jung, & S. Müller-Doohm (Hrsg.), *„Wirklichkeit" im Deutungsprozeß: Verstehen und Methoden in den Kultur- und Sozialwissenschaften* (S. 223–240). Suhrkamp. https://nbn-resolving.org/urn:Nbn:De:0168-ssoar-19196. Zugegriffen: 12. Febr. 2022.

Hitzler, R. (2015). Einleitung. Vorbemerkungen zu Hans-Georg Soeffners Vorschlag. In: derselbe (Hrsg): *Hermeneutik als Lebenspraxis.* Beltz Juventa.

Hüther, G. (2011). *Was wir sind und was wir sein könnten. Ein neurobiologischer Mutmacher.* S. Fischer.

Jung, M. (2018). *Hermeneutik.* Junius.

Kalkstein, F., & Mey, G. (2021). Methoden im Zentrum! Methoden ins Zentrum? Potenziale und Grenzen universitärer Methodenzentren für die Erweiterung der qualitativen Methodenausbildung [39 Absatze]. *Forum Qualitative Sozialforschung/ Forum: Qualitative Social Research,* 22(2), Art. 26, https://doi.org/10.17169/fqs-22.2.3736. Zugegriffen: 12. Febr. 2022.

Knoblauch, H. (2007). Thesen zur Lehr- und Lernbarkeit qualitativer Methoden. Diskussionsbeitrag zur FQS-Debatte „Lehren und Lernen der Methoden qualitativer Sozialforschung". *Forum Qualitative Sozialforschung/Forum: Qualitative Social Research,* 8(1), http://nbn-resolving.de/urn:Nbn:De:0114-fqs0701D4K9. Zugegriffen: 12. Febr. 2022.

Knoblauch, H. (2013). Qualitative Methoden am Scheideweg. Jüngere Entwicklungen der interpretativen Sozialforschung [30 Absätze]. *Forum Qualitative Sozialforschung/Forum: Qualitative Social Research,* 14(3), Art. 12, http://nbn-resolving.de/urn:Nbn:De:0114-fqs1303128. Zugegriffen: 12. Febr. 2022.

Kurt, R. (2009). Hermeneutik: Die Kunstlehre des (Nicht-) Verstehens. In B. Rehbein & G. Saalmann (Hrsg.), *Verstehen* (S. 71–91). UVK.

Lapum, J., & Hume, S. (2015). Teaching qualitative research: Fostering student curiosity through an arts-informed pedagogy. *The Qualitative Report*, 20(8), 1221–1233. Retrieved from https://nsuworks.nova.edu/tqr/vol20/iss8/6. Zugegriffen: 12. Febr. 2022.

Meuser, M. & Löschper, G. (2002). Einleitung: Qualitative Forschung in der Kriminologie [26 Absätze]. *Forum Qualitative Sozialforschung/Forum: Qualitative Social Research*, 3(1), Art. 12, https://www.qualitative-research.net/index.php/fqs/article/view/876/1905. Zugegriffen: 12. Febr. 2022.

Mey, G., & Mruck, K. (2014a). Forschungswerkstätten – Programme, Potenziale, Probleme, Perspektiven. Eine Diskussion unter Beteiligung von Tilman Allert, Bettina Dausien, Günter Mey, Jo Reichertz und Gerhard Riemann 9. Berliner Methodentreffen, 13. Juli 2013. IN: Mey, Günter; Mruck, Katja (2014b). *Qualitative Forschung. Analysen und Diskussionen – 10 Jahre Berliner Methodentreffen*. Wiesbaden Springer. https://doi.org/10.1007/978-3-658-05538-7. ISBN 978–3–658–05538–7 (eBook).S. 291–316.

Mey, G., & Mruck, K. (2020). *Handbuch Qualitative Forschung in der Psychologie*. Springer. ISBN 978-3-658-26887-9 (eBook).

Meyer-Drawe, K. (2008). *Diskurse des Lernens*. Fink.

Nover, S. U., Sirsch, E., Doettlinger, B., & Panke-Kochinke, B. (2015). What's going on? Methodologische Fragen zum Verstehen von Menschen mit Demenz in der Versorgungsforschung. *Pflege & Gesellschaft* 20. Jg. 2015, H. 4. Beltz Juventa.

Nover, S. U. (Hrsg.). (2020a). *Theoriegeleitete Forschungswege in der Pflegewissenschaft Methodologie und Forschungspraxis bei Praxeologie, Hermeneutik und Ethnographie. Vallendarer Schriften der Pflegewissenschaft Wiesbaden*. Springer. ISBN 978-3-658-28077-2 (eBook).

Nover, S. U. (2020b). Verstehen als Erkenntnisprinzip in der qualitativen Sozialforschung. Theorie – Methodologie – Methode. In: S. U. Nover (Hrsg.). *Theoriegeleitete Forschungswege in der Pflegewissenschaft Methodologie und Forschungspraxis bei Praxeologie, Hermeneutik und Ethnographie. Vallendarer Schriften der Pflegewissenschaft Wiesbaden* (S. 9–42). Springer. ISBN 978–3–658–28077–2 (eBook).

Panke-Kochinke, B. (2004). Die rekonstruktive hermeneutische Textanalyse. *Pflege & Gesellschaft, 9*(2), 59–63.

Panke-Kochinke, B. (2012). Augenscheinlich fehlgeleitet. Evi-denz und Empirie. Methodische Postulate für eine qualitative Versorgungsforschung. *Pflege & Gesellschaft, 17*(1), 5–21.

Rosa, H. (2016). *Resonanz. Eine Soziologie der Weltenbeziehung*. Suhrkamp Verlag.

Rosa, H. (2021). *Unverfügbarkeit*, 4.Aufl., Suhrkamp Verlag. ISBN: 978-3-518-47100-5.

Schmitt, R. (2004). Diskussion ist Krieg, Liebe ist eine Reise, und die qualitative Forschung braucht eine Brille. Review Essay: George Lakoff & Mark Johnson (2003). Leben in Metaphern. Konstruktion und Gebrauch von Sprachbildern [54 Absätze]. *Forum Qualitative Sozialforschung/Forum: Qualitative Social Research*, Art. 19. http://nbn-resolving.de/urn:Nbn:De:0114-fqs0402190. Zugegriffen: 12. Febr. 2022.

Schmitt, Rudolf (2017): *Systematische Metaphernanalyse als Methode der qualitativen Sozialforschung*. Wiesbaden: Springer VS. Online verfügbar unter http://lib.myilibrary.com?id=934953. Zugegriffen: 12. Febr. 2022.

Schreier, M. Breuer, & F. (2020). Lehren und Lernen qualitativer Forschungsmethoden In: G. Mey, K. Mruck (Hrsg.), *Handbuch Qualitative Forschung in der Psychologie* (S. 265–284). Springer. ISBN 978–3–658–26887–9 (eBook).

Lola Maria Amekor, MScN, wissenschaftliche Mitarbeiterin im Projekt ParAScholaBI (Uni Kiel), Lehrbeauftragte an verschiedenen Hochschulen

Forschungsschwerpunkte: leibliche Phänomene beruflicher Pflege, Atmosphären-forschung, Methodenforschung und –vermittlung.

Kontakt: lola@amekor.de

Printed in the United States
by Baker & Taylor Publisher Services

Printed in the United States
by Baker & Taylor Publisher Services